图解健康知识丛书

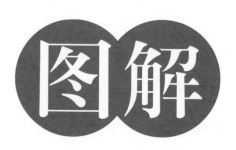

图解
颈椎病防治小技巧

曹明丽◎编著

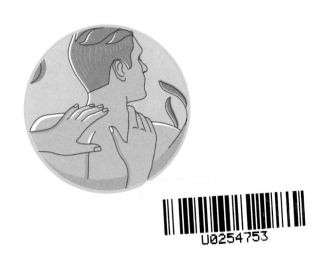

U0254753

四川科学技术出版社
·成都·

图书在版编目（CIP）数据

图解颈椎病防治小技巧 / 曹明丽编著. —— 成都：
四川科学技术出版社，2024.4
（图解健康知识丛书）
ISBN 978-7-5727-1316-3

Ⅰ.①图… Ⅱ.①曹… Ⅲ.颈椎—脊椎病—防治—
图解 Ⅳ.①R681.5-64

中国国家版本馆CIP数据核字（2024）第068853号

图解颈椎病防治小技巧
TUJIE JINGZHUIBING FANGZHI XIAO JIQIAO

编 著 曹明丽

出 品 人 程佳月
策划编辑 谢 伟
责任编辑 谌媛媛
封面设计 宋双成
责任出版 欧晓春
出版发行 四川科学技术出版社
　　　　　成都市锦江区三色路238号 邮政编码 610023
　　　　　官方微博：http://weibo.com/sckjcbs
　　　　　官方微信公众号：sckjcbs
　　　　　传真：028-86361756
成品尺寸 170 mm × 240 mm
印 张 11.5
字 数 230千
印 刷 三河市南阳印刷有限公司
版 次 2024年4月第1版
印 次 2024年9月第1次印刷
定 价 52.00元

ISBN 978-7-5727-1316-3

邮 购：成都市锦江区三色路238号新华之星A座25层 邮政编码：610023
电 话：028-86361770

■版权所有 翻印必究■

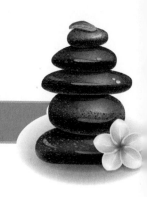

Preface 前言

　　颈椎病又称颈椎综合征，是一种以退行性病理改变为基础的疾患，主要是由于颈椎长期劳损、骨质增生，或椎间盘突出、韧带增厚，致使颈椎脊髓、神经根或椎动脉受压，出现一系列功能障碍的临床综合征，可分为颈型颈椎病、神经根型颈椎病、椎动脉型颈椎病、交感神经型颈椎病、脊髓型颈椎病、食管压迫型颈椎病等种类。

　　颈部在人体中具有承上启下的作用，它连接着颅骨和胸椎，并有人体重要的血管和动脉通过。然而，颈部的生理结构决定了其不能承担过多负荷，现代人由于长期伏案工作或不良坐姿等生活习惯的养成，使颈椎病成为日益高发的疾病之一。

　　颈椎病常伴有一侧肩背部沉重感，上肢无力，手指发麻，肢体皮肤感觉减退；头颈、肩背、手臂酸痛，脖子僵硬，活动受限；有的伴有头晕，重者伴有恶心、呕吐，卧床不起，少数可有眩晕、猝倒。通过穴位按摩等中医疗法，可以有效改善人体的经脉循行，起到促进人体血液循环、疏通经络的作用。为了帮助读者通过使用简易的自我疗法来达到防治颈椎病的目的，笔者编写了《图解颈椎病防治小技巧》一书，为大家详细讲解颈椎病的自我疗法。

　　本书共分九章，各章主要内容如下。

　　第一章介绍了颈部的结构特点及生理曲度。

第二章对颈椎病进行了讲解，包括颈椎病的自我检测、病因病理、类型和并发症。

第三章介绍了颈部保健按摩的特效穴位，包括相关穴位的功能主治、穴位位置和按摩要领。

第四章介绍了颈椎病治疗的基础知识，包括与其相关的经络及颈部的部分解剖。

第五章对颈椎病的按摩原理及手法等进行了相关介绍。

第六章介绍了颈椎病的按摩方法等。

第七章介绍了颈椎病的穴位按摩法。

第八章介绍了日常生活中治疗颈椎病的其他方法。

第九章介绍了常见颈椎病的治疗方法。

本书结构清晰，手法讲解浅显易懂，便于实践。希望读者通过阅读此书，对颈椎病有一个大致的了解，对有关穴位的按摩手法能够学以致用，达到自我保健的目的。当然，我们也不应盲目追崇按摩，遇到紧急情况时，还应及时就医。希望大家都能拥有健康的生活方式和养生态度。

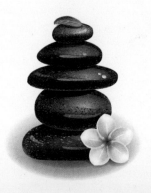

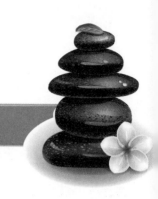

Contents 目录

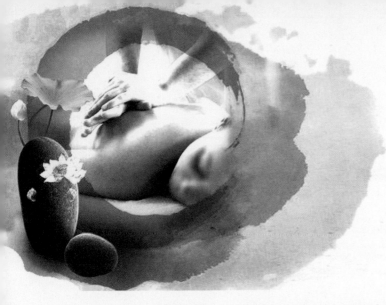

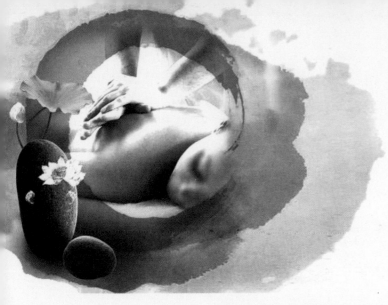

第一章 认识颈椎

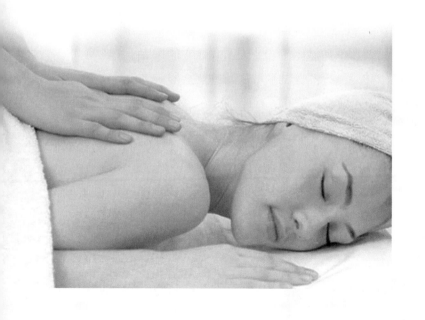

第一节　颈部的结构特点

颈，繁体字为"頸"，意即"与头有关"。《说文解字》中说："颈，头茎也。"意思说它在人体结构中的地位就如同茎在植物中的作用一样，为人体传输气血，具有重要作用。

颈椎的结构和特点

颈部由颈椎骨、颈动脉、颈静脉、肌肉、筋骨和韧带等组成。其主要部分是脊椎，颈部脊椎由7块椎骨、6个椎间盘及相应的韧带组成。颈椎是人体脊柱的重要组成部分。

颈椎有7个，除第1颈椎和第2颈椎之间没有椎间盘外，其余颈椎之间以及第7颈椎、第1胸椎之间都夹有椎间盘，颈椎间有6个椎间盘。椎体和椎弓共同组成了颈椎。椎体为柱状体，呈椭圆形，椎弓与椎体相连形成椎孔。椎管是所有椎孔相连而形成的，脊髓即容纳在椎管里。

钩椎关节是颈椎有别于其他部位的特殊关节。它的作用是防止椎间盘向侧后方突出，但当其因退行性变发生增生时，就会影响位于其侧方的椎动脉的血液循环，并压迫位于其后方的脊神经根。

每个颈椎由7个突起组成，伸向两侧的为横突，上面是一横突孔，内有椎动、静脉通过（第7颈椎横突孔无椎动脉通过）。朝后下方突起的是棘突，其尾部多呈叉状。在椎弓的两侧各有上关节突和下关节突。该关节接近水平，上关节面向后上，下关节面向内下，这种结构有利于颈椎的屈伸。

颈椎生理构造

人体脊柱有四个生理弯曲，即颈椎向前凸、胸椎向后凸、腰椎向前凸、骶椎向后凸，分别简称为颈曲、胸曲、腰曲和骶曲，其主要组成部分是椎骨。颈椎上连头部颅骨，下接胸椎骨，在人体结构中占有重要地位。

脊柱的四个生理弯曲

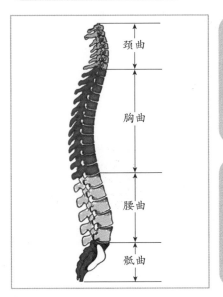

颈椎前凸生理曲度的形成：胚胎时呈后凸状态，幼儿期渐呈前凸，称为继发曲度，是机体负重后由椎体和椎间盘产生前厚后薄的改变所引起。

颈椎前凸生理曲度的作用：颈椎生理曲度的存在，增加了颈椎的弹性和支持性，可以减缓外力对脑和脊髓的震荡程度，也是医生利用X线诊断颈椎是否发生病变的重要依据。

椎骨的结构（上面）

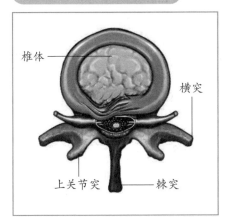

椎体

横突

上关节突 —— 棘突

椎骨的结构（侧面）

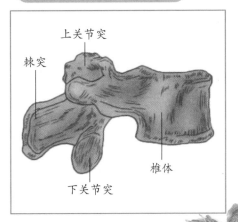

上关节突

棘突

椎体

下关节突

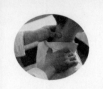

第二节 颈椎的生理曲度

说起颈椎的生理曲度，恐怕没有几个人知道是怎么回事。其实，它在颈椎病中起着决定性的作用，它的改变是造成颈椎病的直接原因。

人体在端坐或者站立时，从侧面看人的脖子似乎是直的，但这只是外表的一种假象。在软组织里面的颈椎并不是直的，而是有一向前凸出的弧度。这种弧度称为颈椎的生理曲度。在X线摄片上，沿此曲度的走行，在各个颈椎椎体后缘连续的一条光滑的弧形曲线，称为颈椎生理曲线，正常值为12±5毫米。那么，如何来测量这个长度呢？颈椎生理曲线的测量方法是从齿状突后上缘至第7颈椎椎体后下缘做一直线，上述弧线的最高点至这条直线的最大距离便是颈曲大小的数值。

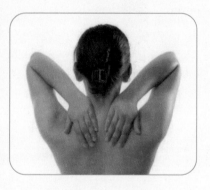

颈椎曲度的形成是由于第4、5颈椎间盘前厚后薄形成的，这是人体生理的需要。颈椎生理曲度的存在可以增加颈椎的弹性，减轻和缓冲外力的震荡，防止对脊髓和大脑造成损伤。同时，也是颈部脊髓、神经、血管等重要组织正常的解剖生理需要。在长期不良姿势和椎间盘髓核脱水、退行性变时，颈椎的前凸可逐渐消失，颈椎前凸曲线甚至可变直或反张弯曲，从而出现临床症状及X线摄片改变等。

正常人的颈部活动范围如下：屈曲35°～45°，伸展35°～45°，左右侧屈均45°，左右旋转均60°～80°。

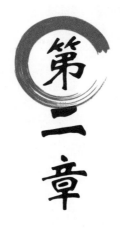

第二章 颈椎病概述

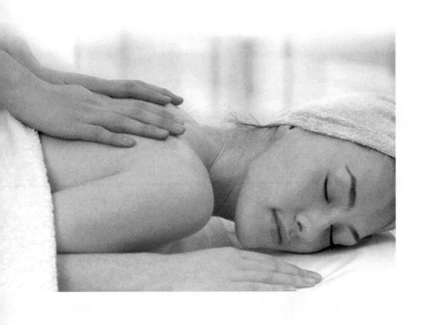

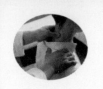

第一节　颈椎病的自我检测

颈椎病是一种常见病，也是一种多发症，它不仅给很多人带来身体上的折磨和痛苦，还会带来一定的精神压力，从而影响正常的工作和生活。

很多人忙于工作，即使颈部出现了不适症状，也无暇去医院接受检查。为了节省你的宝贵时间，下面为你提供了几种简单的自我检测方法，可以借此初步判断是否患了颈椎病，并及时采取相应措施，防止病情加重。

按压、轻敲头部法

受测者端坐在椅子上，头肩部向上挺直，帮助者双手置于受测者头顶部，逐渐加力往下按压；或者帮助者将左手放在受测者的头顶，右手紧握拳头，轻轻击打左手，使压力往下传。这两种方法会使受测者的椎间孔受到压缩和震动，如果受测者感觉颈部疼痛或麻木，那就可能患上了颈椎病。

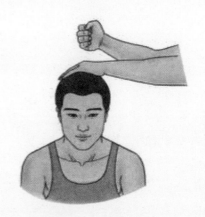

操作方法： 左手置于受测者头顶部，右手紧握拳头，轻轻击打左手。

患病反应： 颈部疼痛或麻木。

枕部牵引法

受测者取坐位，帮助者左手托住受测者下颌部，右手托其枕部，等受测者全身放松后，再用双手同时用力向上牵引。倘若受测者感觉颈部疼痛减轻，那就可能患上了颈椎病。

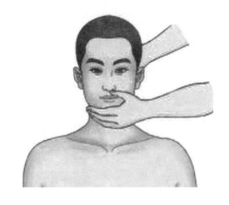

操作方法：左手托住受测者下颌部，右手托住受测者枕部。

患病反应：颈部疼痛减轻。

下颌部牵引法

受测者取坐位，帮助者站在受测者背后，使前胸靠在受测者枕部，用双手托住受测者的下颌部。等受测者放松后，再用双手同时用力向上牵引。倘若受测者感觉颈部有轻松舒适感，那就可能患上了颈椎病。

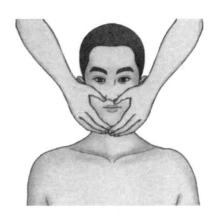

操作方法：前胸靠在受测者枕部，双手托住受测者下颌。

患病反应：颈部有轻松、舒适感。

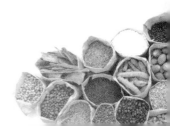

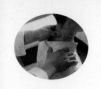

颈部旋转活动法

受测者取坐位，帮助者双手扶握受测者头部，帮助受测者左右旋转颈部1分钟，如果上肢出现放射性疼痛或麻木感，那就可能患上了颈椎病。

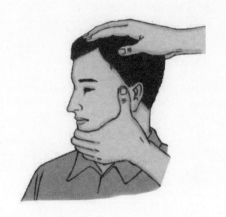

操作方法： 双手扶握受测者头部，帮助受测者左右旋转颈部1分钟。

患病反应： 上肢出现放射性疼痛或麻木感。

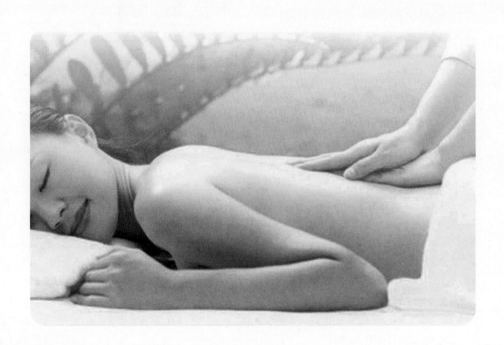

第二节 颈椎病的病因病理

慢性损伤与退行性变

颈部慢性损伤，如长期伏案工作的人，可以出现颈椎退行性变。颈椎的退行性变是发生颈椎病的基础。椎间盘的退行性变使得椎间隙变窄，关节囊和前、后纵韧带松弛，脊柱的稳定性下降，脊柱发生代偿性增生，增生可发生在关节突关节、椎间关节和椎体。当增生刺激或压迫神经根、椎动脉、脊髓、交感神经时，就会产生一系列症状。增生的骨质可直接压迫颈部神经、血管，也可刺激周围组织，使得周围组织发生充血、肿胀等无菌性炎症，形成间接压迫并产生症状，且以后者居多。

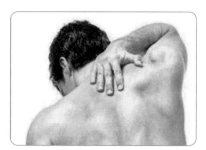

急性损伤

各种急性损伤，如扭伤、碰撞伤、挥鞭样损伤，都可造成椎间盘、韧带、后关节囊等组织不同程度的损伤，从而使脊柱稳定性下降或造成关节脱位，直接或间接刺激、压迫神经或血管，产生一系列症状。

畸形

某些颈椎先天畸形也可导致颈椎病，如隐性颈椎裂、自发椎体融合、颈椎横突肥大，颈肋、枢椎齿突发育不良或缺如等。这些畸形改变了颈椎受力状态，使病变椎骨的相邻椎骨应力集中或活动度加大，加速了退行性变过程。

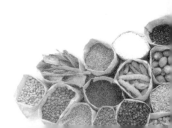

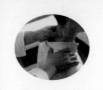

第三节　颈椎病的类型

同其他疾病一样，颈椎病也有不同的类型。根据颈椎的受损组织和结构的不同，可将颈椎病分为以下6类。

颈型颈椎病

颈型颈椎病十分常见，可谓是最早期的颈椎病，其症状是各种类型颈椎病共同的早期表现。颈型颈椎病主要是以颈部症状为主，所以又叫局部性颈椎病。由于颈型颈椎病的症状较轻，不易受到重视，往往导致疾病反复发作，最终加重病情。

颈型颈椎病其实还有一个名称——韧带关节囊型颈椎病，其在急性发作时表现为落枕的症状。该型颈椎病多因睡眠时枕头高度不合适或睡姿不当，颈椎转动超过自身的可动限度，或由于颈椎较长时间弯曲，一部分椎间盘组织逐渐移向伸侧，刺激神经根，而引起疼痛。"落枕"也不排除非颈椎因素。如颈部肌肉受寒出现风湿性肌炎、项背肌劳损或颈部突然扭转等，也可导致"落枕"样的症状。

发病人群：多为青少年，少数为45岁以上的中老年人。

主要症状：颈部不适、活动受限，肩部酸痛，背部肌肉发紧等。

神经根型颈椎病

神经根型颈椎病是颈椎病中发病率最高的，占颈椎病的一半以上。神经根型颈椎病通常是由突出的椎间盘直接压迫神经根或颈椎的退行性变对神经根的刺激，以及神经根的发炎所引起的。

神经根型颈椎病最常见的症状是从颈部向臂部的放射性疼痛。感觉神经症状比运动神经症状更常见，肌肉无力是神经严重受压的标志。疼痛的性质和类型不一，可以是钝痛，难以定位；也可以是锐痛、刺痛，可以精确定位。在神经根的神经纤维分布的区域有麻木感，也会产生触觉过敏。颈部和臂部的疼痛是颈部疾病使神经根受到刺激的信号。麻木感、刺痛感、肌肉无力感是病情加重的信号。颈部疼痛伴随手臂无力是应该就医的明确信号。

发病人群：多为45岁以上的中老年人。

主要症状：颈背强直、活动受限，肩膀酸痛、沉重，手指麻木，头痛。

椎动脉型颈椎病

椎动脉型颈椎病是因椎动脉受到压迫或刺激而引起供血不足所产生的疾病。颈椎退行性变、椎间盘突出、椎体增生、椎体滑脱，都可压迫椎动脉或刺激椎动脉周围的交感神经丛，使椎动脉痉挛、管腔狭窄，造成椎-基底动脉供血不足，引起症状。基底动脉在正常情况下，左侧和右侧的椎动脉能相互调节血流量，使血流正常供应给脑组织。如当头向左侧转动时，左侧的椎动脉发生扭曲而使管腔变窄，血流量减少，这时右侧椎动脉会自动调节，以代偿性的血流量增加而弥补之。如果右侧椎动脉此时处于受压、僵化、管腔狭窄状态而"自身难保"时，则无法代偿性增加血流量，就会导致脑供血不足。

椎动脉型颈椎病最常见的症状是头痛、头晕和视觉障碍，严重者可发生猝倒、神志不清甚至休克。头痛、头晕常呈发作性，持续数分钟或数小时，偶尔也可为持续性，一般呈跳痛或灼热痛，同时伴有酸、胀等异常感觉。转动头部或乘车颠簸时，头痛、头晕容易发生或加剧。少数患者呈现疼痛过敏，触及头皮甚至触碰头发时即感剧痛。疼痛发作时，常起自颈部，迅速扩展至耳后及枕部，或向眼眶区和鼻根部发射。有的患者在发作前有先兆，如出现"眼前发黑""闪光"等视觉症状。疼痛剧烈时常合并有自主神经功能紊乱的症状，如恶心、呕吐、出汗等。

发病人群：多为45岁以上的中老年人。

主要症状：头痛，头晕，耳鸣，恶心，呕吐，视物模糊，易发生猝倒。

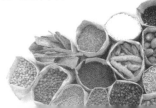

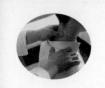

交感神经型颈椎病

交感神经型颈椎病是因为颈椎退行性病理改变造成颈部交感神经受刺激而出现的一种症候群，此类型颈椎病患者所占比例较少，在5％以下。交感神经型颈椎病发病率虽然不高，但是症状繁杂，对健康影响很大，包括患侧的上半身躯干、头部、上肢以及内脏和五官，即交感神经分布的所谓"上象限"区域均可受累，因而可以出现疼痛、感觉异常、血管运动障碍、腺体分泌异常和营养障碍等，特别是内脏和五官的功能障碍。交感神经痛的特点为酸困，有压迫感和灼痛、钝痛，产生部位较深，界限模糊不清，并有弥漫性扩散，但不沿神经干的路线传导。

实际上交感神经受刺激不是单独存在的，颈椎的退行性变、颈椎生理曲度的改变、小关节的错位、椎间不稳、钩椎关节及椎体的骨赘等造成的创伤性反应都可造成椎动脉、硬膜、后纵韧带、关节囊等部位交感神经末梢受刺激和压迫，通过脊髓或脑脊髓反射而出现一系列的症状。

发病人群：多为45岁以上的中老年人。

主要症状：头枕部痛，头沉，头晕，偏头痛，心慌，胸闷，肢体发凉。

脊髓型颈椎病

脊髓型颈椎病是因为颈椎管狭窄，脊髓受到了压迫或者损伤而引起的疾病。相对于颈型颈椎病和神经根型颈椎病来说，脊髓型颈椎病较少见。但是，此型患者的症状较严重，且大部分都是以"隐性"形式发病，通常会被误认为是其他疾病，从而延误了早期诊治的最佳时机。

如果位于颈椎椎管内的颈髓受到来自前方、后方或侧方的压迫或刺激，并引起各种症状时，则称为脊髓受累。其中，外伤引起的，称为颈髓外伤；肿瘤引起的，称为脊髓肿瘤；如果由于颈椎退行性变，髓核突出（或脱出）、椎节不稳或骨刺形成等引起的，则被称为脊髓型颈椎病。

发病人群：多为45岁以上的中老年人。

主要症状：上肢发抖、麻木、握物困难、感觉障碍，严重者可导致腿软无力，行走困难，甚至痉挛性瘫痪。

食管压迫型颈椎病

食管压迫型颈椎病是由颈椎椎体前缘骨质增生刺激和压迫食管，使其感觉和功能发生改变所导致的。本病病因主要为椎间盘退行性变、继发前纵韧带及骨膜下撕裂、出血、机化、钙化及骨赘形成。

本病的主要临床表现为吞咽困难及颈肩部不适感，如吞服硬质食物时有困难感及食后胸骨后的异常感（烧灼、刺痛等），颈肩部酸痛、僵硬、活动受限等。部分患者还可能出现走路不稳、上肢放射痛、手指麻木和头晕等症状。

大多数患者可采用非手术治疗，使症状获得较大缓解；病情严重者需进行手术，手术可解除食管、气管的受压情况，预后较好。

发病人群： 多为45岁以上中老年人、颈椎外伤者。

主要症状： 吞咽困难、颈肩部不适感、走路不稳、上肢放射痛、手指麻木和头晕等。

颈椎病巧分辨

由于颈椎病的临床症状十分繁杂，所以很容易误诊为其他疾病。具体来说，颈椎病不要与以下疾病混淆。

颈型颈椎病应与颈部其他疾患如落枕、肩周炎、风湿性肌纤维组织炎、神经衰弱及其他非椎间盘退行性变所致的肩颈部疼痛性疾病相鉴别。

神经根型颈椎病应与颈椎外病变如胸廓出口综合征、肱骨外上髁炎（网球肘）、腕管综合征、肘管综合征、肩周炎、肱二头肌腱鞘炎等所致以上肢疼痛为主的疾患相鉴别。

椎动脉型颈椎病应与外眼源性、耳源性眩晕相鉴别；与椎动脉 I 段和椎动脉 III 段受压所引起的基底动脉供血不全相鉴别。

脊髓型颈椎病应与肌萎缩型脊髓侧索硬化症、脊髓肿瘤、脊髓损伤、继发性粘连性蛛网膜炎、多发性末梢神经炎相鉴别。

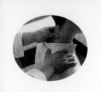

第四节 颈椎病的并发症

吞咽障碍

一些颈椎病患者在吞咽时会伴有梗阻感，即食管内有异物感，少数患者还会出现恶心、呕吐、声音嘶哑、干咳、胸闷等症状。这是因为颈椎前缘直接压迫食管后壁，从而引起食管狭窄；也可能是由于骨刺形成过速，使食管周围软组织发生刺激反应而引起的。

视力障碍

一些颈椎病患者会出现视力障碍，具体表现为视力下降、眼睛胀痛、怕光、流泪、瞳孔大小不等，甚至还会出现视野缩小和视力锐减的情况，个别患者还会失明。这主要是因为颈椎病造成自主神经紊乱及椎−基底动脉供血不足而引发大脑枕叶视觉中枢缺血性病损。

颈心综合征

一些颈椎病患者会出现颈心综合征，具体表现为心前区疼痛、胸闷、心律失常等。此外，在检测心电图时，ST段会发生类似冠心病的改变，这主要是由于颈背神经根受颈椎骨刺的刺激和压迫所致。

颈性高血压

颈椎病发病的同时，有时还会引起血压升高或降低，其中以血压升高为多，所以又称这种高血压为"颈性高血压"，因为颈椎病和高血压皆为中老年人的常见病，所以两者常常并存。

胸部疼痛

颈椎病患者通常还会出现胸部疼痛的情况，主要表现为起病缓慢的顽固性单侧胸大肌和乳房疼痛，检查时有胸大肌压痛，这主要是因为颈和颈神经根受颈椎骨刺压迫所致。

下肢瘫痪　　部分颈椎病患者还会伴有下肢瘫痪的情况。此在早期表现为下肢麻木、疼痛、跛行，有的患者在走路时会有如踏棉花的感觉，个别患者还会伴有排便、排尿障碍，如尿频、尿急、排尿不畅或大、小便失禁等，这是因为椎体侧束受到颈椎骨刺的刺激或压迫导致下肢运动和感觉障碍所致。

猝倒　　一些颈椎病患者经常会发生猝倒的情况。主要表现在站立或走路时，因突然扭头而使身体失去支持力而猝倒，倒地后能很快清醒，不伴有意识障碍，也没有后遗症。此类患者会伴有头晕、恶心、呕吐、出汗等自主神经功能紊乱的症状，这是因为颈椎增生性改变压迫椎动脉引起基底动脉供血障碍，导致一时性脑供血不足所致。

小　贴　士

巧选枕头防治颈椎病

长期使用高枕头容易对脊髓、神经和血管产生压迫，从而导致反复落枕和颈椎病。枕头的填充物最好是绿豆、黄豆或者荞麦，不仅塑形效果好，而且由于其是颗粒状，可以滚动，能起到按摩的功能。枕长应宽出肩膀10~20厘米，仰卧时，高度一般为本人1个拳头左右，侧卧时再加半个拳头。

科学地说，枕头不应该枕在后脑勺上，而要放在颈部后方，这样能够保持头部轻度后仰，从而利于颈椎生理曲线的维持及颈部肌肉的休息。

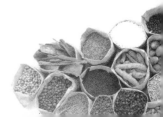

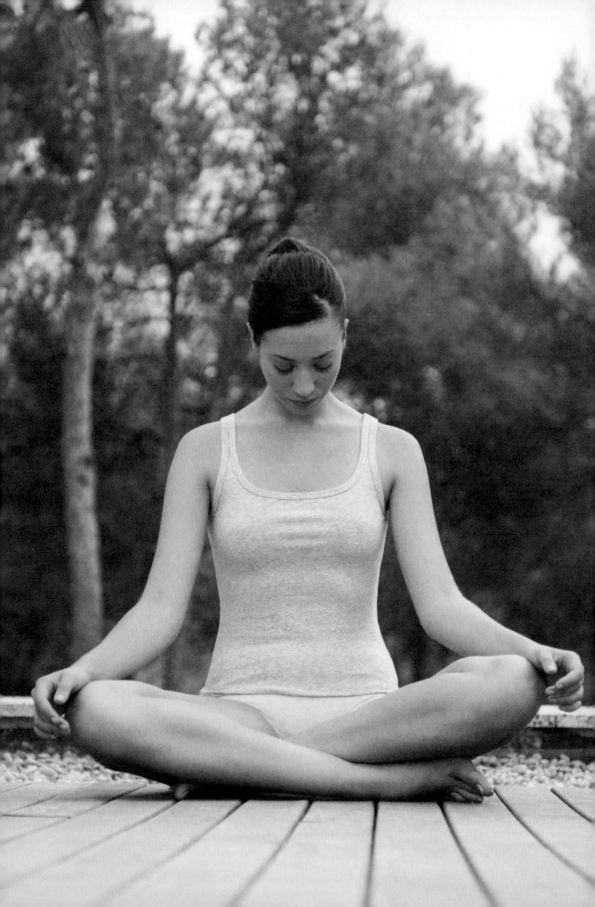

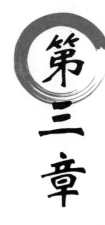

第三章

颈部保健按摩特效穴位

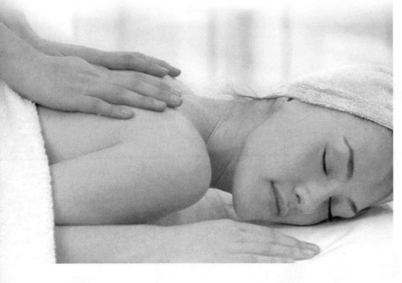

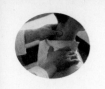

第一节　颊车穴

缓解颈部痉挛

颊车穴也叫"曲牙穴"。颊车穴的作用是将胃经的五谷精微和气血循着经脉运上头部。此穴位的物质是从大迎穴传来的五谷精微气血，受内部心火的外散之热，气血物质经由此处循着胃经输送到头部。按摩此穴对颈部痉挛、面部麻痹有很好的疗效。

▶ 功能主治

（1）按摩颊车穴对于治疗颈部痉挛、面神经麻痹、声音沙哑、颌颊炎等病都有非常好的效果；

（2）按摩此穴对于治疗口眼歪斜具有特殊的疗效；

（3）长期按压此处穴位，对腮腺炎、下牙痛等病症也具有良好的保健和治疗功效。

▶ 穴位位置

位于下颌角前上方大约1横指处，按之凹陷处（在耳下1寸*左右），用力咬牙时，咬肌隆起的地方。

▶ 按摩要领

①正坐或者仰卧，双手的大、小指稍屈，中间三指伸直；②用中间三指按压下颌颊部，主要用中指指腹压在咬肌隆起处，有酸胀感；③可以同时左右按揉（也可单侧按揉）；④每次按压1～3分钟。

---

*寸指中医"同身寸"。

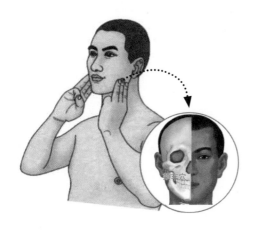

精确取穴按摩

取穴技巧

正坐或仰卧，用力咬牙，双手大、小指稍屈，中间三指伸直，放于下颌颊部，中指指腹压在咬肌隆起处即是该穴。

配伍治疗

颊车穴+下关穴+阳白穴+合谷穴→三叉神经痛

程度	指法	时间（分钟）
适度	中指折叠法	1~3

第二节 下关穴

帮颈部消肿止痛

下关穴对胃经上输头部的气血物质中的阴浊部分具有类似关卡的作用。因为本穴的物质是来自颊车穴的天部水湿之气，上行至此处穴位后，水湿之气中浊重的部分冷降归地。根据辨证选择不同的配穴，将具有非常好的疗效。

▶ **功能主治**

（1）按压此处穴位，具有消肿止痛、聪耳通络、疏风清热、通关利窍的作用，能缓解眩晕、颈肿等症状；

（2）长期按摩下关穴，对牙痛、口歪、面痛、面神经麻痹，都有良好的疗效；

（3）按压此穴能治疗下颌脱臼、颞下颌关节炎、颞下颌关节功能紊乱综合征等。

▶ 穴位位置

位于人体的头部侧面，颧弓下缘中央与下颌切迹之间凹陷处，张口时隆起，闭口取穴。

▶ 按摩要领

①正坐、仰卧或者仰靠，闭口，手掌轻轻握拳，食指和中指并拢，食指贴在耳垂旁边；②以中指的指腹按压所在部位，有酸痛感；③用双手食指的指腹按压两侧穴位，每次1～3分钟。

精确取穴按摩

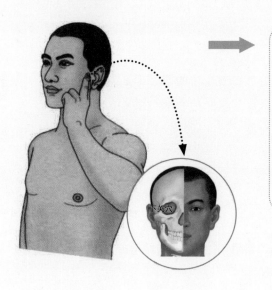

下关穴

取穴技巧

正坐、仰卧或仰靠，闭口，手掌轻握拳，食指和中指并拢，食指贴于耳垂旁，中指指腹所在位置即是该穴。

配伍治疗

下关穴+合谷穴→上火牙痛

程度	指法	时间（分钟）
适度	食指压法	1~3

第三节　少泽穴

治疗颈部神经痛

《黄帝内经·灵枢·本输》曰："别名小吉、小结。少者小也，泽者润也，心之热出火府于小肠，故名少泽。"按摩此穴位，能治疗颈项、前臂、肋间神经痛。此外，只要用指甲稍微用力掐按此处穴位，就能够快速解除咽喉疼痛。此穴对治疗产妇少乳也有疗效。

▶ 功能主治

（1）长期掐按此处穴位，对颈项神经痛、前臂神经痛、肋间神经痛、头痛、咽喉肿痛、短气、耳聋等症状，具有很好的保健和调理作用；

（2）用指甲掐按此处穴位，对于初期中风、暴卒、昏沉、不省人事的患者，可以使其气血流通，有开窍醒脑的作用；

（3）现代常用此穴治疗乳腺炎、乳汁分泌不足、神经性头痛、精神分裂等症状。

▶ 穴位位置

在人体小指末节尺侧，指甲根角侧上方0.1寸。

▶ 按摩要领

①一只手的掌背向上、掌面向下；②用另一只手轻握小指，拇指弯曲，用指甲尖端垂直下压；③轻轻掐按此处穴位，有强烈的刺痛感；④每次掐按1～3分钟。

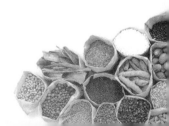

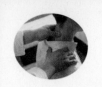

精确取穴按摩

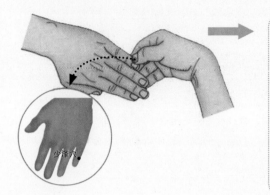

少泽穴

取穴技巧

掌背向上、掌面向下，以另一只手轻握小指，弯曲拇指，指尖所到达的小指指甲外侧下缘处即是该穴。

配伍治疗

少泽穴+人中→昏迷、休克

程度	指法	时间（分钟）
适度	拇指压法	1~3

第四节　后溪穴

调节颈椎，治疗脊柱疾病

后溪穴能泻心火、壮阳气、调颈椎、利眼目、正脊柱。不管是颈椎出了问题，还是腰椎受了伤，都可以通过按摩后溪穴来治疗，而且效果明显。闪了腰疼痛难忍时，只要用手指甲掐按此穴位，同时轻轻转动痛处，就能快速止痛。

▶ **功能主治**

（1）能有效治疗落枕、闪腰、腰痛、腰部急性扭伤、慢性劳损等；

（2）对头痛、目赤、耳聋、咽喉肿痛、手指及臂肘痉挛具有疗效；

（3）长期按压此穴，并配合针灸，能治疗精神分裂、癔病、肋间神经痛等。

▶ 穴位位置

在人体的手掌尺侧，微微握拳，第5掌指关节近端赤白肉际凹陷中。

▶ 按摩要领

①伸臂屈肘向头，上臂与下臂约45°角，轻握拳；②用指甲掐按穴位，每次掐按1～3分钟；③长期伏案工作或在电脑前久坐的人，可以每隔1小时，将双手后溪穴放在桌沿上来回滚动3～5分钟。

精确取穴按摩

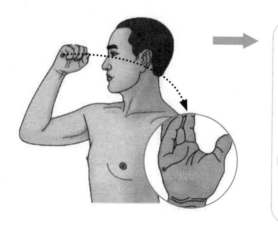

取穴技巧

伸臂屈肘向头，上臂与下臂约45°角，轻握拳，第5掌指关节近端赤白肉际凹陷中即是该穴。

配伍治疗

后溪穴+天柱穴→落枕

后溪穴+列缺穴+悬钟穴→颈痛

程度	指法	时间（分钟）
适度	食指压法	1~3

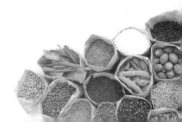

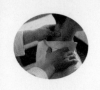

第五节 养老穴

治疗落枕等疾病

养老穴可以调气活血，舒筋散寒，通络止痛，可用于解决经脉循行部位的急性疼痛等病症。主治目视不明，耳闭不闻，肩臂疼痛，手不能上下自如活动等老年病，因其为调治老年人疾病的要穴，故名"养老穴"。

▶ 功能主治

（1）长期按摩此穴，能减缓老年人身体器官的退化和衰老，因此称"养老穴"；

（2）长期按摩此穴，能够治疗落枕、腰痛，肩背、肘臂等部位的酸痛，以及目视不清、呃逆等疾病；

（3）长期按摩此穴，能够舒筋、通络、明目，对脑血管疾病有一定的疗效。

▶ 穴位位置

屈肘，掌心向胸，在前臂后区，腕背横纹上1寸，尺骨头桡侧凹陷中。

▶ 按摩要领

①举臂屈肘，掌心朝胸；②用另一只手的食指指尖按揉尺骨头的凹陷沟；③用食指的指尖垂直向下按揉，穴位处有酸胀感；④每次左右两穴各按揉1～3分钟。

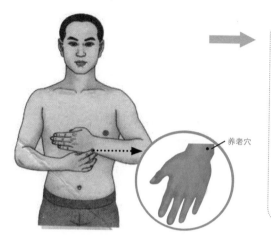

养老穴

取穴技巧

掌心向下，用另一手食指指尖按在尺骨头的最高点上；然后掌心转向胸部，手指滑入的骨缝中即是该穴。

配伍治疗

养老穴+太冲穴+足三里穴→目视不明

程度	指法	时间（分钟）
适度	食指压法	1~3

第三章 颈部保健按摩特效穴位

第六节　天柱穴

放松颈部紧绷的肌肉

经常颈部紧张、头痛、视力模糊、头脑不清的人，只要每天早晚各按压天柱穴1次，每次连扣9下或者9的倍数，就会获得立竿见影的效果。老年人可以经常按摩这个穴位。

▶ **功能主治**

（1）按压此穴，对后头痛、颈项僵硬、肩背疼痛、血压增高、脑溢血、鼻塞、嗅觉功能减退等具有疗效；

（2）长期按摩此穴，能改善视力衰弱、视神经萎缩、眼底出血等症状，并且有很好的保健调理作用；

（3）长期按摩此穴，可以使头脑反应敏锐，增强记忆力，还可以调整、改善内脏机能。

▶ 穴位位置

位于颈后区，横平第2颈椎棘突上际，斜方肌外缘凹陷处，后发际正中旁开约2厘米。

▶ 按摩要领

①正坐，双手举起，抬肘，掌心朝前，向着后头部；②指尖朝上，用拇指的指腹，从下而上按摩颈后枕骨下、大筋外两侧凹陷处，有酸痛、胀、麻的感觉；③由下往上轻轻用力按揉两侧穴位，每次按揉1～3分钟。

精确取穴按摩

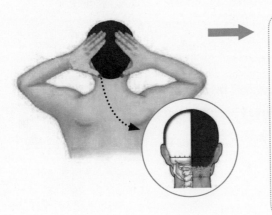

取穴技巧

正坐，双手举起，抬肘，掌心朝前，向着后头部，指尖朝上，将拇指指腹置于斜方肌外缘两侧凹陷处，则拇指指腹处即是该穴。

配伍治疗

天柱穴+大椎穴→头痛、颈部僵硬

程度	指法	时间（分钟）
适度	拇指压法	1~3

第七节　委中穴

通络止痛

膀胱经膝下部各穴上行的水湿之气，吸热后上行，在此穴中呈聚集之状，因此称"委中"。因为现在很多人的生活方式不健康，颈部疼痛、腰腿无力、腰酸背痛困扰着越来越多的人。按摩委中穴，能强化腰腿力量，有祛除腰酸、背痛的效果。

▶ **功能主治**

（1）长期按摩此穴，能治疗颈部疼痛、坐骨神经痛、小腿疲劳、下肢瘫痪、臀部疼痛、膝关节疼痛、腓肠肌痉挛等病症；

（2）长期按摩此穴，能治疗腰背、腿部的各种疾病，如腰腿无力、腰痛、腰酸背痛、腰痛不能转侧等；

（3）长期按摩这个穴位，可治疗四肢发热、小便困难，以及中暑、急性胃肠炎。

▶ **穴位位置**

在膝后区，腘横纹中点。

▶ **按摩要领**

①端坐垂足，双手轻握大腿两侧，拇指在上，其余四指在下；②食指放在膝盖里侧，就是腿弯的中央部位，用食指按压所在之处，有酸痛感；③用食指的指腹，向内用力按揉，每次左右两侧穴位各按揉1～3分钟，也可以两侧同时按揉。

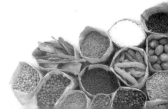

精确取穴按摩

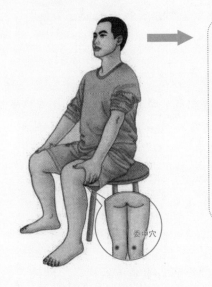

委中穴

取穴技巧

端坐垂足，双手轻握大腿两侧，拇指在上，其余四指在下，食指放于膝盖里侧，即腿弯的中央，则食指所在之处即是该穴。

配伍治疗

委中穴+肾俞穴+阳陵泉穴+太溪穴→腰痛

程度	指法	时间（分钟）
适度	食指压法	1~3

第八节　天井穴

从头颈到肩背都不痛

"天井"的意思是指三焦经吸热上行的水浊之气在这个穴位处聚集。天井穴是最好的能够清热凉血的穴位。按摩它能治疗五官科、神经系统、呼吸系统、心血管系统的疾病，而且对治疗颈项疼痛、麦粒肿、淋巴结核具有特效。

▶ 功能主治

（1）按压这个穴位，具有清热凉血的作用，对治疗麦粒肿、淋巴结核具有特效；

（2）长期按摩这个穴位，对肘关节及周围软组织疾患、偏头痛、颈项疼痛、肩痛、背痛、扁桃体炎、荨麻疹等病症，具有很好的调理和保健作用。

▶ 穴位位置

位于人体的手臂外侧，屈肘时，肘尖直上1寸凹陷处。

▶ 按摩要领

①正坐，一手平伸，屈肘，前臂垂直于地面，与肘部大约成90°角，掌心向内，指尖向上，举臂，上臂的底部与肩平；②用另一只手轻握肘下，四指在下，拇指在上，中指或食指弯曲，用指尖垂直向上按摩肘尖下凹陷的穴位处；③每天早晚各按压两侧穴位1次，每次按压1～3分钟。

精确取穴按摩

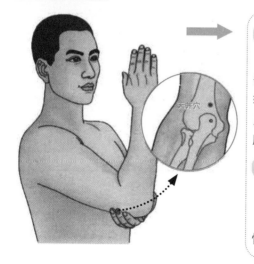

取穴技巧

正坐，一手平伸，屈肘，前臂垂直于地面，掌心向内。用另一手轻握肘下，四指在下，拇指在上，用中指（或食指）指尖垂直向上压肘尖下凹陷的穴位即是。

配伍治疗

天井穴+率谷穴→偏头痛

天井穴+巨阙穴+心俞穴→精神恍惚

程度	指法	时间（分钟）
重	中指压法	1～3

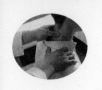

第九节　风门穴

祛除颈项僵硬、肩背酸痛

穴在第2胸椎棘突下两旁，为风邪出入之门户，主治风疾，故名"风门"。风门穴是中医里最常用的祛风穴位之一。如遇风寒感冒、咳嗽不断或颈项僵硬、肩背酸痛，如果每天能够按摩风门穴，就会有意想不到的保健作用。

▶ 功能主治

（1）按摩这个穴位，具有宣通肺气、调理气机的作用，能有效治疗风寒感冒、支气管炎等疾病；

（2）按压此穴，对预防感冒、头颈痛、胸背痛、荨麻疹、呕逆上气等病症，具有很好的保健和调理作用；

（3）用热吹风机"吹"这个穴位，对剧烈的哮喘具有迅速缓解的作用。

▶ 穴位位置

在第2胸椎棘突下，后正中线旁开1.5寸处，属于足太阳膀胱经的穴位。

▶ 按摩要领

①正坐，头微微向前俯，举起双手，掌心向后；②食指和中指并拢，其他手指弯曲，越过肩伸向背部，将中指的指腹放置在大椎下第2个凹陷的中心，食指的指尖所在的位置就是该穴；③举手抬肘，用中指的指腹按揉穴位，每次左右两侧穴位各按揉1～3分钟。

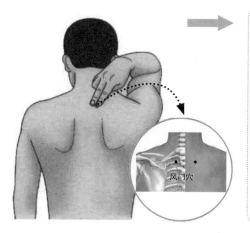

风门穴

取穴技巧

正坐，头微向前，掌心向后，并拢食指和中指，其他手指弯曲，越过肩伸向背部，将中指指腹置于大椎下第2个凹陷的中心，食指指尖所在即是该穴。

配伍治疗

风门穴+肺俞穴+大椎穴→咳嗽

风门穴+合谷穴→伤风咳嗽

程度	指法	时间（分钟）
适度	中指折叠法	1~3

第十节　消泺穴

除湿降浊，治疗颈项强痛

消泺穴也名"臑交穴""臑窌穴""臑俞穴"。"臑交"的意思指穴位内的气血为天部之气。"臑窌"的意思指穴位内的天部之气在此化为地部经水。经常按摩消泺穴，可以治疗颈项强痛、气郁、头痛、胸闷。

▶ **功能主治**

（1）按摩这个穴位，能够除湿降浊、清热安神、活络止痛；

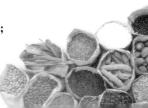

031

（2）经常按摩此穴，能有效治疗头痛、颈项强痛、臂痛、齿痛、癫疾等。

▶ 穴位位置

在肘尖与肩峰角连线上，肘尖上5寸。

▶ 按摩要领

①正立，双手下垂，左右手交叉，手掌放在对侧手臂的中间位置；②左右手四指向手臂施加压力，中指所在的部位就是这个穴位；③四指并拢，向穴位施加压力，一压一松；④每天早晚分别按压两臂穴位，每次按压3~5分钟。

精确取穴按摩

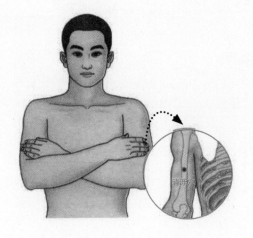

取穴技巧

正立，双手下垂，左右手交叉，手掌放在对侧手臂的中间位置，左右手四指向手臂施加压力，中指所在的位置即是该穴。

配伍治疗

消泺穴+肩髎穴+肩髃穴+臑会穴+清冷渊穴→肩臂痛、上肢不遂和肩周炎

程度	指法	时间（分钟）
重	四指压法	3~5

第十一节　哑门穴

让强直的颈项回转自如

哑门穴是个很特殊的穴位。当长时间讲话后，出现声音嘶哑时，或者颈项强直不能弯曲转动时，按摩这个穴位就能够使症状缓解。但如果按摩或者针灸的方法不当，反而可能会引起失声、瘫痪等严重后果。

▶ 功能主治

（1）按摩这个穴位，能够有效治疗头痛、颈项强直、脊强反折、舌缓不语、重舌、音哑、头重、中风、癫狂、痫病、呕吐等；

（2）长期按摩这个穴位，对失眠、精神烦躁、鼻出血、瘫痪具有明显疗效。

▶ 穴位位置

位于人体的项部，后正中线上，第2颈椎棘突上际凹陷中。

▶ 按摩要领

①正坐，右手伸到颈后，放在后脑处，掌心向头，扶住后脑勺，四指的指尖向头顶；②拇指的指尖向下，用指腹或者指尖按揉穴位，有酸痛和胀麻的感觉；③先左后右，分别按揉穴位，每次按揉3～5分钟。

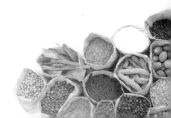

精确取穴按摩

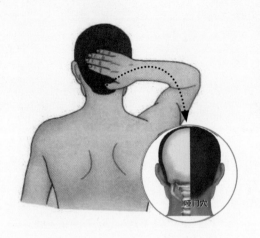

哑门穴

取穴技巧

正坐，伸右手过颈，置于后脑处，掌心向头，扶住后脑勺，四指指尖向头顶，拇指指腹所在位置即是该穴。

配伍治疗

哑门穴+关冲穴→舌强不语

哑门穴+通天穴+跗阳穴→头痛

程度	指法	时间（分钟）
轻	拇指压法	3~5

第十二节　风府穴

驱走"风邪"，舒缓颈僵痛

在后脑的正下方，我们可以摸到一处凹陷，这就是"风府穴"。它是脑部最薄弱的地方，风邪往往从此而入。风邪入侵，会使人出现恶寒、发热、颈项肩背僵硬、头不能回顾等症状。此时，只要按压一下风府穴，就能很快止痛、祛风，而且疗效显著。

▶ **功能主治**

（1）按摩这个穴位，能够治疗颈项强痛、头痛、晕眩、咽喉肿痛、感冒、发烧等症；

（2）长期按压这个穴位，对癫狂、痫病、中风不语、半身不遂、眩晕、目痛、鼻出血，都具有良好的疗效。

▶ 穴位位置

位于人体的后颈部，枕外隆凸直下，两侧斜方肌之间的凹陷中。

▶ 按摩要领

①正坐或俯卧，双手伸到颈后，掌心向头，扶住后脑勺，左手在下，四指的指尖向头顶，拇指的指尖向下按住穴位，右手拇指的指腹按在左手拇指的指甲上；②双手的拇指从下往上用力按揉，先左后右，每次按揉1～3分钟。

精确取穴按摩

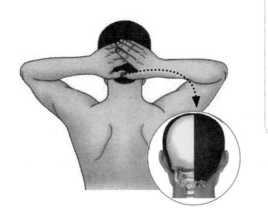

取穴技巧

正坐或俯卧，伸双手过颈，掌心向头，扶住后脑勺，四指指尖向头顶，拇指指尖所在位置即是该穴。

配伍治疗

风府穴+风市穴→伤寒感冒

程度	指法	时间（分钟）
轻	拇指压法	3~5

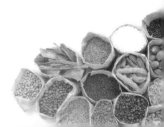

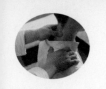

第十三节　强间穴

缓解休息不好带来的颈痛

如果睡眠时间不足、睡眠质量不佳，第二天就会精神疲乏、头重头昏、颈部疼痛，影响学习和工作。此时，揉一揉强间穴，对解除疲劳、缓解疼痛非常有效。

▶ **功能主治**

（1）长期按压这个穴位，能够治疗颈项强痛、头痛、目眩、癫狂痫症、心烦、失眠等；

（2）长期按压这个穴位，对于脑膜炎、神经性头痛、血管性头痛、癔病等，也具有明显的治疗和保健作用。

▶ **穴位位置**

位于人体的头部，后发际正中直上4寸，即脑户穴上1.5寸处。

▶ **按摩要领**

①正坐或者俯卧，双手伸过颈项，掌心向着头，扶住后脑勺，四指的指尖并拢向着头顶，此时，中指的指尖所在的部位就是这个穴位；②用中指和食指的指腹按揉此穴位，有酸痛、胀麻的感觉；③每次按揉1～3分钟。

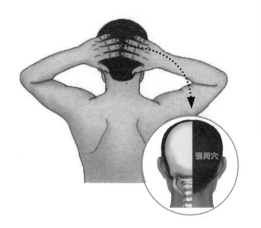

强间穴

取穴技巧

正坐或俯卧，伸双手过颈，置于后脑处，掌心向头，扶住后脑勺，四指指尖并拢向头顶，中指指尖所在位置即是该穴。

配伍治疗

强间穴+丰隆穴→头痛难忍

程度	指法	时间（分钟）
轻	二指压法	1~3

第十四节　承浆穴

治疗伤风引起的头项强痛

承浆穴也称"天池穴""悬浆穴"。"承浆"是指任脉的冷降水湿及胃经的地部经水在此聚集。如果出现牙龈肿痛、出血、口腔溃疡，或者伤风感冒而引起头项强痛，那么按摩承浆穴就会有很好的止痛效果。

▶ **功能主治**

（1）按摩这个穴位，能够治疗面神经麻痹、口眼歪斜、面肿、齿痛、口舌生疮、小便失禁等疾病；

（2）配风府穴，有疏风解表、通经活络的作用，能治头项强痛、感冒、牙痛；

（3）配委中穴，有清热凉血、活血止血的作用，能治衄血不止、牙齿出血。

▶ 穴位位置

位于人体的面部，颏唇沟的正中凹陷处。

▶ 按摩要领

①正坐或者仰卧，稍稍仰起头，伸出右手放在下颌前，掌心向内，四指并拢微微弯曲，并轻轻放在下颌颏唇沟的正中凹陷处；②用中指的指尖垂直按揉穴位，有酸麻和痛的感觉；③分别用左右手的中指按揉穴位，先左后右，每次按揉1～3分钟。

精确取穴按摩

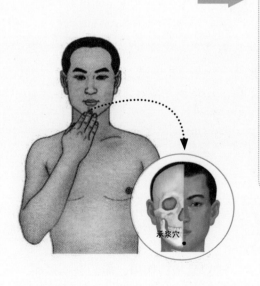

承浆穴

取穴技巧

正坐或仰卧，稍仰头，伸右手在下颌前，掌心向内，四指并拢微微弯曲，轻置于下颌颏唇沟的正中凹陷处即是该穴。

配伍治疗

承浆穴+风府穴→头项强痛、牙痛

程度	指法	时间（分钟）
轻	中指压法	1~3

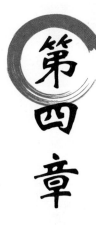

第四章 颈椎病治疗基础知识

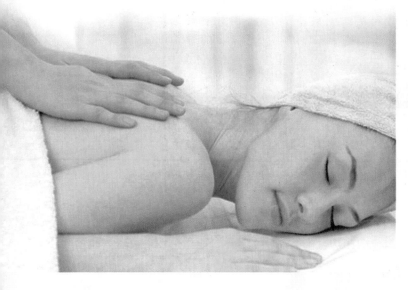

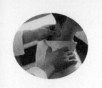

第一节　经络

　　经络是人体运行气血、联络脏腑、沟通内外、贯穿上下的通路，具有滋养周身、抗御外邪、保卫机体的功能。经络可以传注病邪，反映证候，显示病理变化，指导治疗。

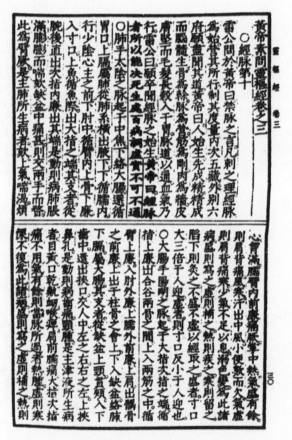

《黄帝内经》中对经络的记载

以下主要介绍与颈椎病相关的经络循行。

手太阴肺经

起于中焦，下络大肠，还循胃口，上膈属肺，从肺系横出腋下，下循臑内，行少阴、心主之前，下肘中，循臂内上骨下廉，入寸口，上鱼，循鱼际，出大指之端……

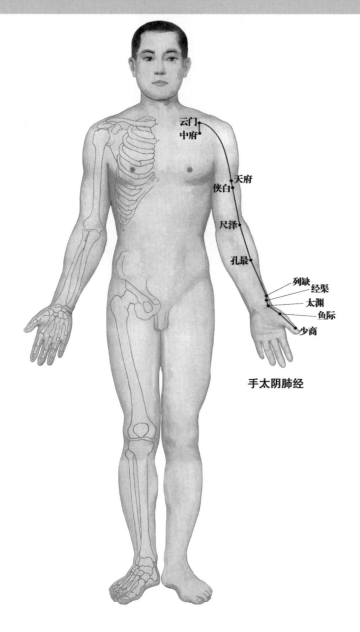

云门
中府

天府
侠白

尺泽

孔最

列缺
经渠
太渊
鱼际
少商

手太阴肺经

手阳明大肠经

　　起于大指次指之端，循指上廉，出合谷两骨之间，上入两筋之中，循臂上廉，入肘外廉，上臑外前廉，上肩，出髃骨之前廉，上出于柱骨之会上，下入缺盆……

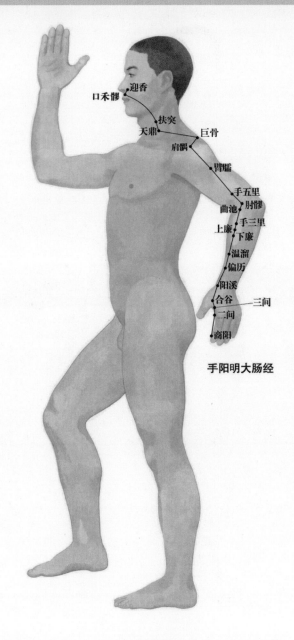

迎香
口禾髎
扶突
天鼎
巨骨
肩髃
臂臑
手五里
曲池
肘髎
手三里
上廉
下廉
温溜
偏历
阳溪
合谷
三间
二间
商阳

手阳明大肠经

手少阴心经

起于心中，出属心系，下膈，络小肠。其支者，从心系，上夹咽，系目系。其直者，复从心系，却上肺，下出腋下，下循臑内后廉，行太阴、心主之后，下肘内，循臂内后廉，抵掌后锐骨之端，入掌内后廉，循小指之内，出其端。

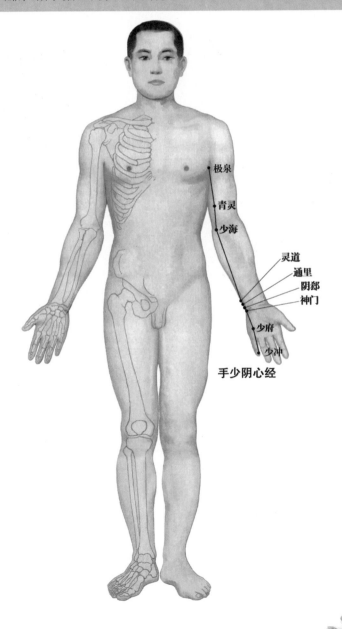

极泉
青灵
少海
灵道
通里
阴郄
神门
少府
少冲

手少阴心经

手太阳小肠经

起于小指之端，循手外侧上腕，出踝中，直上循臂骨下廉，出肘内侧两骨之间，上循臑外后廉，出肩解，绕肩胛，交肩上，入缺盆，络心，循咽下膈，抵胃，属小肠。

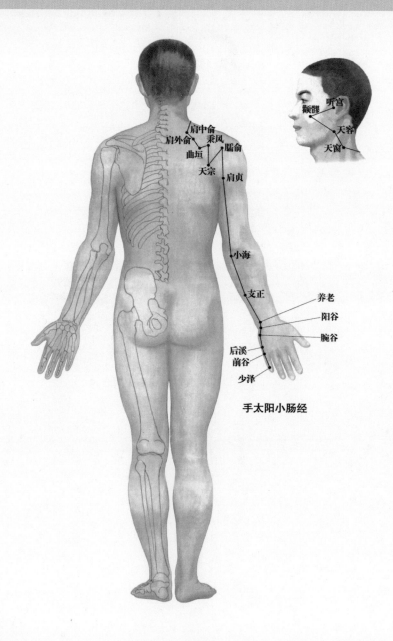

手太阳小肠经

手厥阴心包经

起于胸中，出属心包络，下膈，历络三焦。其支者，循胸出胁，下腋三寸，上抵腋下，循臑内，行太阴、少阴之间，入肘中，下臂，行两筋之间，入掌中，循中指，出其端……

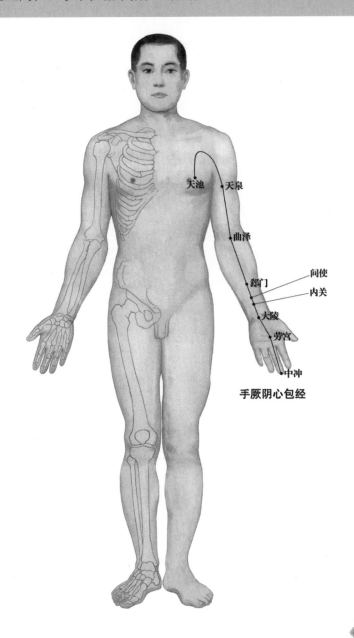

天池　天泉

曲泽

郄门　间使

内关

大陵

劳宫

中冲

手厥阴心包经

手少阳三焦经

　　起于小指次指之端，上出两指之间，循手表腕，出臂外两骨之间，上贯肘，循臑外上肩，而交出足少阳之后，入缺盆，布膻中，散络心包，下膈遍属三焦……

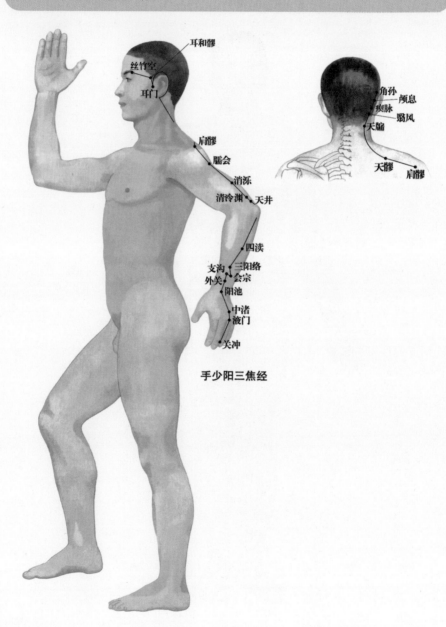

手少阳三焦经

足太阳膀胱经

起于目内眦，上额，交巅。其支者：从巅至耳上角。其直者：从巅入络脑，还出别下项，循肩髆内，夹脊抵腰中，入循膂，络肾，属膀胱。

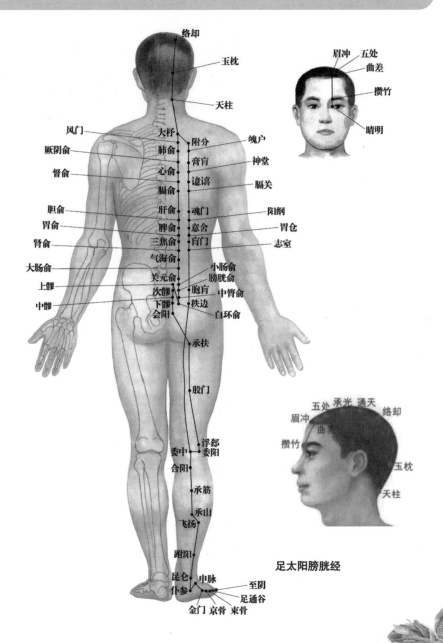

足太阳膀胱经

047

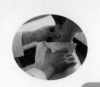

足少阳胆经

起于目锐眦，上抵头角，下耳后，循颈，行手少阳之前，至肩上，却交出手少阳之后，入缺盆……

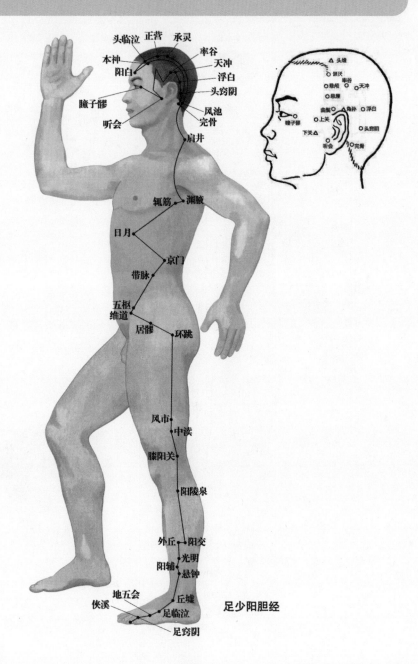

足少阳胆经

督脉

起于下极之输，并于脊里，上至风府，入属于脑。

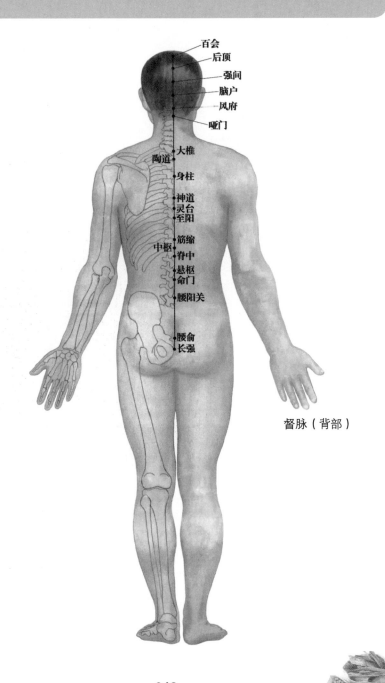

督脉（背部）

049

第二节　颈部的部分解剖

椎间孔

椎间孔是一个斜行、椭圆形的骨性通道，其间有神经根通过。因其为斜行，要观察椎间孔的形状需要看颈椎的斜位片。椎间孔的上下径大，前后径小，神经根仅占椎间孔的一半，因此当颈椎退行性变、椎间隙变窄时，并不会马上压迫到神经根；而当颈椎退行性变，出现颈椎水平方向的半脱位时，神经根极易受到刺激。椎间孔的内侧壁为钩椎关节，外侧壁为颈椎的椎间关节，上壁为上位椎骨的椎下切迹，下壁为下位椎骨的椎上切迹，故椎间孔是一个骨性通道。当椎间孔的内侧壁和外侧壁出现增生或移位时，即可刺激到椎间孔内的神经根。另外，枕骨与寰椎

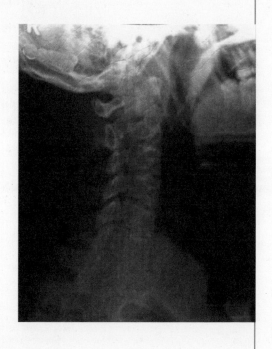

（第1颈椎）之间、第1颈椎和第2颈椎之间无椎间盘及椎间孔，故第1、2颈神经根无椎间孔的保护，易受损伤。

椎动脉

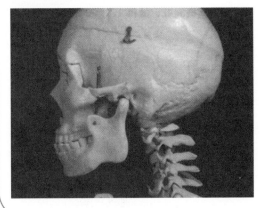

椎动脉为锁骨下动脉的第1个分支，有时来自主动脉弓或无名动脉。两侧椎动脉不对称，一般左侧大，右侧小。椎动脉可分为以下4段。

第1段（颈部）：自锁骨下动脉发出，在前斜角肌和颈长肌的裂隙内上行，进入第6颈椎的横突孔。其后方有椎静脉、颈内静脉、颈总动脉和甲状腺上动脉横过，后方有第7、8颈神经前支和第7颈椎横突，与交感神经干和星状神经节相邻，此神经节发出交感神经纤维与椎动脉伴行，故临床上前斜角肌痉挛时可出现椎动脉受压症状，椎动脉型和交感神经型颈椎病症状易同时出现。

第2段（横突孔部）：从第6颈椎横突孔向上至第1颈椎横突孔为第2段。这段椎动脉位于第2～6颈神经前支的前方，周围有神经丛和静脉丛。椎动脉的内侧为钩椎关节，当该关节增生或椎体发生位移时易刺激、牵拉、压迫椎动脉，使椎动脉歪斜扭曲，造成椎动脉管腔狭窄、阻力增大，严重时出现梗阻，发生猝倒。

第3段（头下部）：自寰椎横突孔穿出后，椎动脉向后绕过寰椎的侧块，至寰椎后弓上面的椎动脉沟内，再转向前方，穿过寰枕后膜的外缘上行，经枕骨大孔入颅腔。此段的椎动脉迂曲较大，因此该动脉易因头颅转动而受牵拉，产生缺血症状。

第4段（颅内部）：自枕骨大孔向上绕到延髓偏内侧上行，在脑桥下

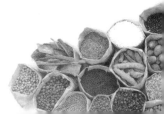

缘两侧椎动脉汇合形成基底动脉。颅内的分支有椎动脉的终末部、脊髓前动脉、小脑下后动脉、脊髓后动脉、内耳动脉。内耳动脉（迷路动脉）是椎–基底动脉的细长迂回分支，供应内耳的血运，故患椎动脉型颈椎病时，因椎动脉供血不好，临床上患者可出现耳鸣、听力减退等症状。

臂丛

臂丛由第5～8颈神经的前支及第1胸神经前支的一部分组成，分布于上肢的肌肉和皮肤。自斜角肌间隙走出，行于锁骨下动脉的上方，经锁骨之后进入腋窝。在腋窝内围绕腋动脉形成内侧束、外侧束及后束。以锁骨为界，将臂丛分为锁骨上部及锁骨下部。在锁骨中点上方及腋窝内臂丛较集中，可在手术时进行麻醉。

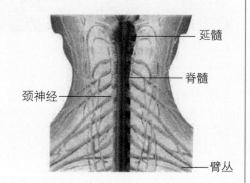

延髓

脊髓

颈神经

臂丛

颈部脊髓

颈部脊髓位于椎管内，呈扁圆柱状，上端粗大，在枕骨大孔处与延髓相接，下端逐渐变尖呈圆锥形。圆锥的尖端伸出一条细长的索条，称为终丝，其周围伴有腰骶神经根，称为马尾。

颈部脊髓因与延髓相连，在内部结构和生理功能上亦与低位延髓难以截然分开，高位颈部脊髓损伤时亦可出现昏迷。

颈部脊髓前后径小，横径大。第2颈椎～第2胸椎处有颈膨大，以第5、6颈椎处最为明显（这是因为此处的脊髓支配上肢和手，其功能多而复杂）。

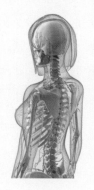

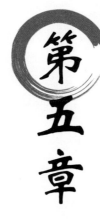

第五章 颈椎病治疗按摩基础

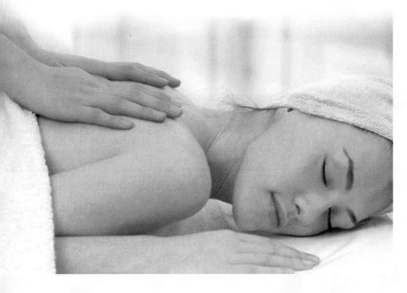

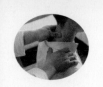

第一节　按摩原理及注意事项

> 按摩疗法作为一种非药物的自然疗法，操作方法是用手作用于患者的受伤、疼痛部位或特定的穴位，对各种疾病有显著的治疗效果。

按摩原理

按摩对疾病的治疗，是以中医理论为基础，即我们所知道的阴阳五行、脏腑、经络、气血、津液等。

在具体操作上则是以不同的手法和力量按摩人体的经络、穴位或肌肉，以力生热，热而化气，通过体表，按照络脉先向经脉再至内脏依次传递的顺序，有效地刺激身体脏腑，从而达到平衡阴阳、调和气血、活血化瘀、消肿止痛、祛风除湿的效果。

这样的治疗效果通过现代医学的理论能得到更好的解释。按摩的外在压力作用于身体表面，产生的压力、摩擦、热量等刺激，直接或间接由皮肤向肌肉深层、神经、筋腱、血管和淋巴管等组织渗透，通过神经和体液的调节，从而使受损机体功能得到改善，起到对疾病的防治作用。

注意事项

❶用按摩进行病症治疗时，应保持室内干净明亮、空气流通、温度适宜，最好保持安静。被按摩者的精神、身体都要放松，呼吸自然，刺激穴位最好是在呼气时。

❷按摩时，操作者要先修整指甲，双手要保持清洁、温暖，同时将戒指等有碍操作的物品预先摘掉，以免损伤被按摩部位的皮肤。

❸按摩前要充分了解病情症状，在具体操作过程中，应注意先轻后

重、由浅入深、轻重适度，严禁使用蛮力，以免擦伤皮肤或损伤筋骨。力度以患者感觉轻微酸痛，但完全可以承受为宜。

④做腰部和下腹部的按摩时，应先排空大、小便。过饥、过饱以及醉酒后均不宜按摩，一般在餐后两小时按摩较为妥当。沐浴后休息一小时再按摩，才能起到放松、保健的功效。

⑤在脱衣按摩的情况下，有些被按摩者有可能睡着，应取毛巾盖好，以防着凉。当风之处，不要按摩。

⑥按摩前不宜吸烟，以免影响疗效。

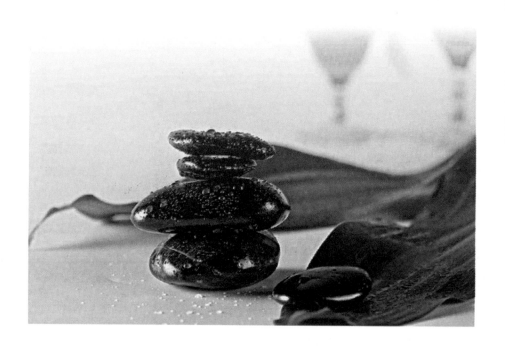

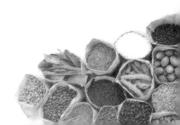

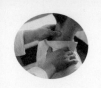

第二节　按摩手法及手法详解

按摩有哪些手法

　　按摩的基本手法可分为按法、点法、摩法、推法、拿法、揉法、擦法、滚法、掐法、拍法、搓法等十多种。

▶ 按法

　　按法是以手指、手掌的不同部位或肘尖置于经穴或其他施术部位，逐渐用力加压的手法。按照用手指、手掌和手肘着力位置的不同，分为指按法、掌按法和肘按法等。

指按法

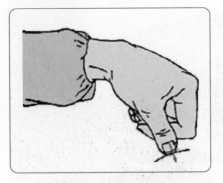

　　用拇指指端或指腹按压穴位，适合于全身的各部穴位，可用单手拇指或双手拇指按压。

掌按法

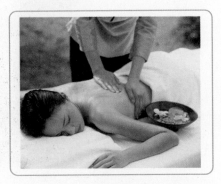

　　以掌根或全掌面按压穴位，适合于腰背和下肢部穴位，可用单掌或双掌按压。

肘按法

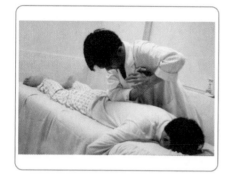

屈肘，以肘尖按压穴位，适合于腰背、臀部等肌肉丰厚处。

操作：用按法按摩时，要既平稳又有节奏，垂直按压，固定不移，由轻到重，稳而持续，忌用暴力。

功效：按法按摩能够疏松肌筋、温中散寒、镇静止痛、调和气血。

▶ 点法

点法是用指端或手指的指间关节突起部分点压施术部位体表组织的手法。点法分为拇指点法、屈食指点法和握拳点法等。

拇指点法

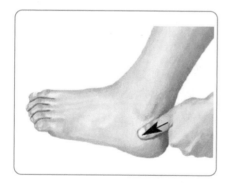

用拇指指端用力在身体表面穴位上点按。

屈食指点法

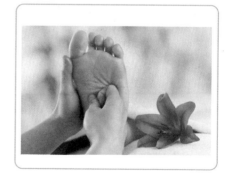

用食指关节背侧突起处点压体表穴位。拇指的指间关节屈曲，用指间关节背侧面顶食指近端指间关节掌面，用食指近端指间关节背面突起处点按穴位。

握拳点法

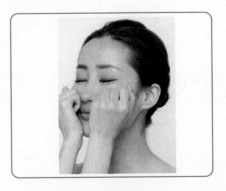

握拳屈指，用指关节背面突起处点压身体的穴位。

操作： 用点法按摩时，要垂直用力，逐渐加重力道，不可猛然用力。操作时间宜短，点到即止。

功效： 点法按摩有行气活血、开通闭塞、解痉止痛、调整脏腑功能等作用。

小 贴 士

颈椎病自我按摩晨练法

首先，进行脸部按摩，用双手掌面分别搓脸的正面、侧面和耳后各10次；其次，将五指分开，如梳头状自前向后梳10次；然后，分别用左右手揉擦对侧前颈各10次；揉拿对侧肩井穴各10次。随后，擦后颈部10次，并上下移动，抓拿后颈部，依次用拇指点揉左右风池、天柱、天鼎等穴位。用拇指对颈背部痛点按揉。最后，一手托枕部，另一手反掌托下颌，在进行轻柔的徐徐牵引下旋转运动数次。另外，手臂麻木者可沿上臂、前臂搓揉，并且点按曲池、合谷等穴位；头晕、头痛者可用双手五指指尖轻轻叩击头部。每日晨起1次，每次15分钟，需长期坚持。

▶ 摩法

摩法是以手指或手掌贴附于体表穴位，有节律地做直线或环形摩擦的手法。摩法分为指摩法和掌摩法等。

指摩法

用拇指或食指、中指、环指指面附着于身体穴位，以腕关节为中心，连同掌指关节做节律性的环旋运动。

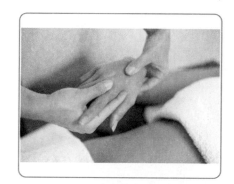

掌摩法

整个手掌贴附于穴位，以腕关节为中心，连同前臂做节律性的环旋运动。

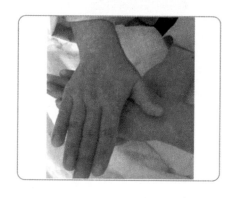

操作：用摩法按摩时，要用力均匀、一致，动作轻柔。指摩宜快，每分钟约120次。掌摩稍重、缓，以每分钟100次为宜。摩法可做顺时针摩动或逆时针摩动，以顺时针为主。"顺摩为补，逆摩为泻""急摩为泻，缓摩为补"。

功效：摩法按摩有宽胸理气、健脾和胃、疏风散寒、活血散瘀等作用。

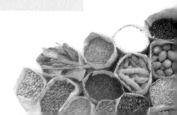

▶ 推法

　　推法是用拇指、手掌或肘部着力于穴位，先轻后重，逐渐加力，进行单方向向前或向上、向外的直线推动的手法。推法分为指推法、掌推法、拳推法、肘推法等。

指推法

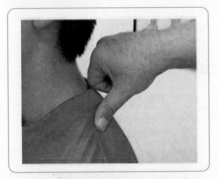

　　以双手或单手拇指指端或拇指指尖之桡侧着力，按经络或肌纤维方向推动的方法，适合于头面、上肢部、胸腹、背部等处。

掌推法

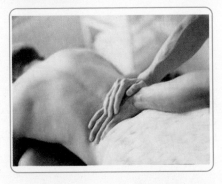

　　以手掌大、小鱼际或掌根着力，向一定方向推进的方法，适用于腰、背、胸、腹及大腿等部位；也可双手重叠，以增大压力。

拳推法

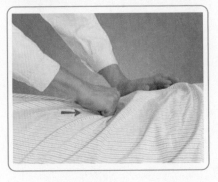

　　以一手或双手握拳，以除拇指之外的其他四指关节处着力，向一定方向推进的方法，适用于腰背部及四肢部等。

肘推法

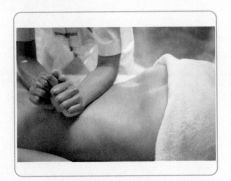

　　单侧肘关节屈曲，以肘尖作为着力点，向一定方向推动的方法，适用于下肢及腰背部等。

操作：用推法按摩时，要紧贴体表，带动皮下肌肉组织。动作要轻柔缓慢，可局部涂抹按摩油。

功效：推法按摩有疏通经络、行气活血、消积导滞、解痉镇痛等作用。

▶ 拿法

拿法是以单手或双手的拇指与其余四指相对合，持续而有节律地提拿穴位的手法。按照施力的手指不同，分为两指拿法、五指拿法等。

两指拿法

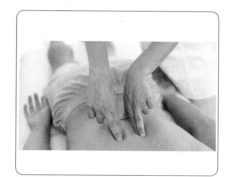

用拇指和食指相对用力提拿穴位。

五指拿法

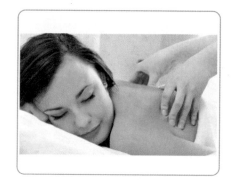

用拇指和其余四指相对用力提拿穴位，常用于肌肉丰厚的部位。

操作：用拿法按摩时，拇指与其他手指对合时着力应对称，用力由轻到重，重而不滞，轻而不浮。动作要连贯而有节律，用劲要灵活，不可突然用力。此外，还应以指腹着力为准。

功效：拿法按摩有通经活络、散寒祛邪、顺气活血、调节胃肠、行气止痛、解除疲劳等作用。

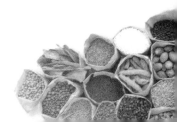

▶ 揉法

揉法是以手指、手掌大鱼际或掌根部分贴附于身体一定部位，做轻柔缓和的回旋运动的手法。揉法分为指揉法，掌揉法，大、小鱼际揉法等。

指揉法

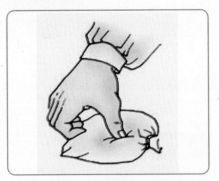

用拇指、食指或中指指腹贴附于身体的一定部位，做小幅度的回旋揉动，适用于肌肉浅薄的部位。

掌揉法

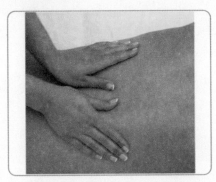

用手掌掌根贴附于身体的一定部位，做缓和的回旋运动，适用于腰、腹、四肢等部位。

大、小鱼际揉法

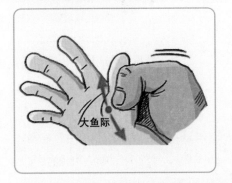

大鱼际

用手掌大、小鱼际贴附于身体的一定部位，做轻柔缓和的摆动，适用于头面、腹等部位。

操作：用揉法按摩时，要紧贴皮肤，利用前臂、腕关节的摆动回旋活动，动作要轻柔缓和，不要摩擦。

功效：揉法按摩有舒筋通络、活血散瘀、消肿止痛、宽胸理气等作用。

▶ 擦法

擦法是以手掌掌根或大、小鱼际贴附身体的一定部位，沿直线方向往返摩擦，产生一定热量的手法。擦法分为掌根擦法，大、小鱼际擦法等。

掌根擦法	大鱼际擦法	小鱼际擦法

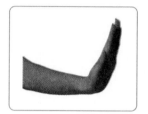 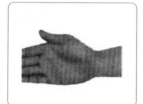 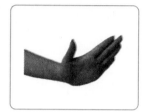

手掌自然伸直，以掌根紧贴皮肤，进行直线往返推动，至皮肤透热即可，可用于胸腹、四肢、肩背部。

手指并拢微屈成虚掌，用大鱼际及掌根部紧贴皮肤做直线来回摩擦，连续反复操作，以透热为度，用于四肢、腰骶部。

手指并拢微屈，用小鱼际紧贴皮肤，进行直线往返推动，至皮肤透热即可，可用于四肢、腰部。

操作：用擦法按摩时，要利用肩肘关节屈伸运动，使前臂前后推动，推动线路要长而直，来回推擦，不可歪斜；擦时需配合按摩介质，既保护皮肤，又可增加疗效。

功效：擦法按摩有温通经络、温阳散寒、行气活血、消肿止痛、宽胸理气等作用。

▶ 滚法

滚法是用手背近小指侧部分或小指、环指、中指的掌指关节突起的部分，附着于体表穴位做连续不断滚动的手法。滚法分为大滚法和小滚法。

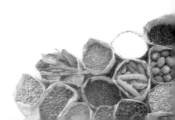

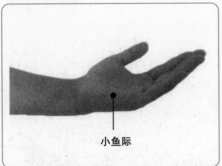

大滚法

小鱼际

用小鱼际和手背在身体的一定部位做连续不断的滚动。

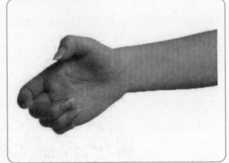

小滚法

用小指、环指和中指的掌指关节突起的部分在身体的一定部位做连续不断的滚动。

操作：用滚法按摩时，肩臂要放松，手指要自然弯曲，紧贴体表，不能跳动或使手背来回拖擦，动作要均匀有节律。

功效：滚法按摩有疏通经络、行气活血、滑利关节、解痉止痛、消除疲劳等作用。

▶ **掐法**

掐法是用拇指用力掐人身体穴位的手法。

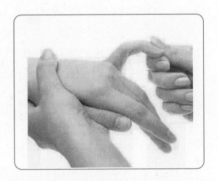

操作：用掐法按摩时，要垂直用力，逐渐加重，不可突然用力，持续时间不宜太长，以免掐破皮肤。

功效：掐法按摩有镇肝息风、醒脑开窍、解痉复苏等作用。

▶ 拍法

拍法是用手指或手掌平稳而有节奏地拍打体表的手法。拍法分为指拍法、虚掌拍法等。

指拍法

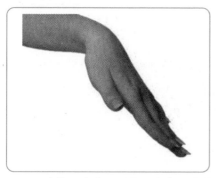

用食指、中指、环指、小指四指的指腹并拢，拍打体表穴位或部位。

虚掌拍法

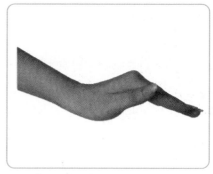

用虚掌拍打体表的部位。

操作：用拍法按摩时，腕关节放松，摆动灵活。动作要连续而有节奏，不可忽快忽慢。指掌同时用力，避免抽拖的动作。

功效：拍法具有舒筋活络、行气活血、解除痉挛等作用。

▶ 搓法

搓法指用双手掌面夹住施术部位，相对用力地做快速搓揉，同时上下往返移动的手法。

以在手臂施用搓法为例，用双手掌面夹住手臂，用力做相反方向的快速搓揉动作，同时上下往返移动。

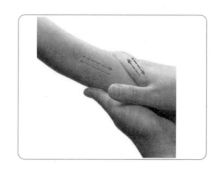

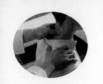

按摩手法详解

▶ 揉法

操作

　　指揉法：用指腹着力于治疗部位，做轻柔缓和的环旋活动。

　　掌揉法：用手掌掌根着力于治疗部位，做轻柔缓和的环旋活动。

吸定于治疗
部位，做环 ——
旋动作

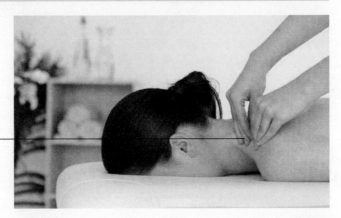

指揉法

吸定于治疗
部位，做环 ——
旋动作

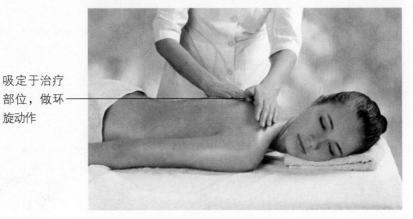

掌揉法

●动作要领

应以肢体的近端带动远端做小幅度的环旋揉动，如掌揉法中要用前臂带动腕、掌、指。

着力部位要吸定于治疗部位，并带动深层组织。

施加的压力要均匀，动作要协调且有节律。

揉动的幅度要适中，不宜过大或过小。

作用与应用

本法作用于肌肉层，起缓解肌肉痉挛、缓解损伤部位疼痛的作用。

特点

本法轻柔缓和，刺激量中等，可用于全身各部位。

●温馨提示

宜轻不宜重，速度宜缓不宜急。

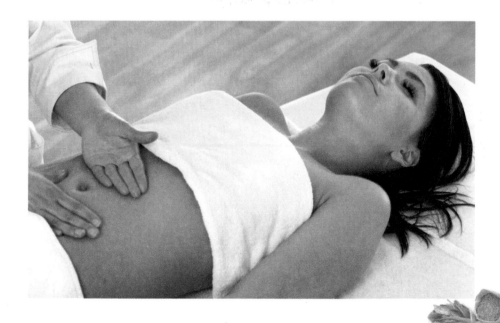

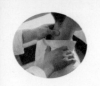

▶ 分推前额

操作

以双手拇指的桡侧置于前额部位，自前额正中线向两旁分推。

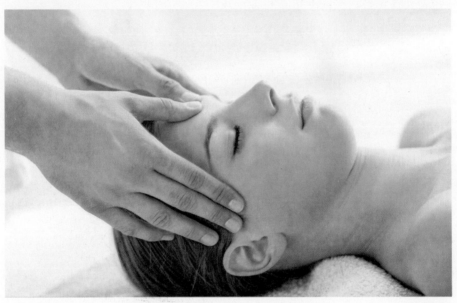

分推前额

● 动作要领

用力宜轻不宜重，速度宜缓不宜急。

在经过穴位时可稍做点揉。

作用与应用

本法作用于皮肤和皮下，可镇静安神，用于治疗头晕、头痛。

特点

本法轻柔缓和。

● 温馨提示

若患者为干性皮肤，可适当用一些润滑剂，以保护患者的皮肤。

拿法

操作

拇指与其余四指对合呈钳形，施以夹力，以掌指关节的屈伸运动所产生的力捏拿治疗部位。拿法是捏、提、松交替作用的过程。

捏、提、松交替，指间关节不动，施以夹力

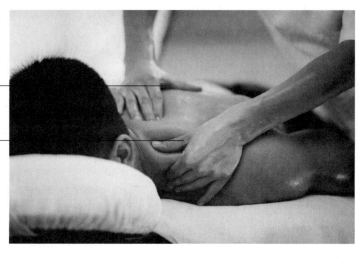

拿法

● 动作要领

前臂放松，手掌空虚。

捏拿的方向要与肌腹垂直。

动作要有连贯性。

用力由轻到重，不可突然用力。

应以掌指关节运动为主来捏拿肌腹，指间关节不动。

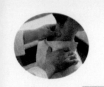

作用与应用

本法作用于肌肉层，起缓解肌肉痉挛、提高肌肉兴奋性、消除疲劳的作用。

特点

本法柔和，适用部位广，无论男女老幼、体质虚实均可应用。

● 温馨提示

在施用拿法时，应注意指间关节不动；若指间关节运动，易造成掐的感觉，从而影响放松效果。

▶ 侧击法

操作

五指伸直分开，腕关节伸直，以手的尺侧（包括小指和小鱼际）着力，双手交替有弹性、有节律地击打体表。也可双手相合，同时击打施治部位。

● 动作要领

肘关节与腕关节放松，有弹性地击打。

操作时应有一定节律，使患者感到轻松舒适。

作用与应用

本法用于颈肩、腰背及下肢后侧，可通过振动缓解肌肉痉挛，消除肌肉疲劳。

特点

本法可以调和气血、安神醒脑、消除疲劳。

●温馨提示

击打时要注意保护皮肤。

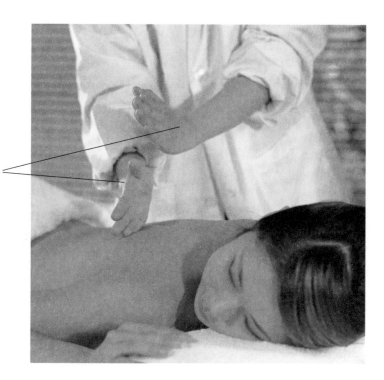

双手交替
进行击打

侧击法

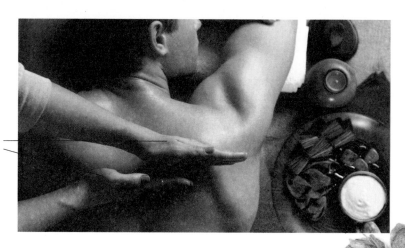

双手同时
进行击打

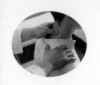

▶ 点穴

以点的形式按压穴位即为点法，也称"点穴"。点穴时可用拇指与食指，或食指与中指点按穴位。可以单手点穴，也可双手重叠或交替点穴。

点按穴位 ———

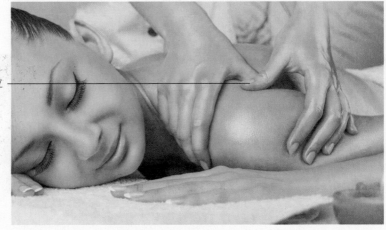

点穴

●动作要领

点穴时手指应保持一定姿势，避免损伤手指。

作用与应用

本法作用层次深，具有通经活络、通调脏腑、调理气机的作用，多用于止痛。具体应用时应根据具体情况，辨证选穴并配穴。

本法刺激力量大，见效快。在点穴时，患者局部应有酸、麻、胀、重等感觉。

● 温馨提示

施用点法时，既要注意保护自己的手指，也要注意保护患者的皮肤。

▶ 指尖击法

操作

双手五指屈曲，以指腹着力，有弹性、有节律地击打患者头顶部。

五指屈曲　　　指腹着力

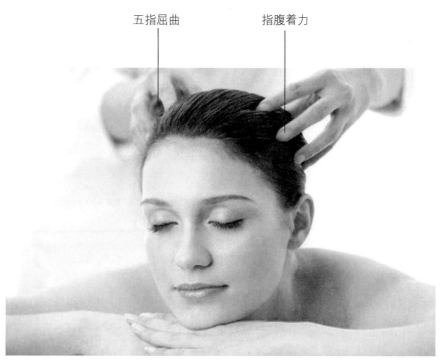

指尖击法

●动作要领

腕关节放松，肘关节的屈伸带动腕关节自由摆动，有弹性地击打。

操作时应有一定节律，使患者感到轻松舒适。

若用双手做指尖击法，建议双手同时击打头顶的两侧；交替击打时只用于头顶部。

作用与应用

本法作用于头皮和头皮下。可开窍醒脑，改善头皮血液循环，多在治疗结束时应用。

特点

正确使用本法，有轻松舒适之感，易被人们所接受。

●温馨提示

注意保护皮肤。

▶ 抹法

操作

患者取仰卧位。医师坐于床头，用双手拇指的螺纹面着力于患者的印堂，其余四指轻放于头的两侧；以拇指的近端带动远端，滑动至神庭。

●动作要领

用力宜轻不宜重，宜缓不宜急。

用拇指近端带动远端进行操作。

双手用力，速度、放置要对称。

作用与应用

刺激温和而浅，仅达皮肤和皮下，不带动皮下深层组织。具有镇静安神的作用。本法适用于椎动脉型颈椎病。

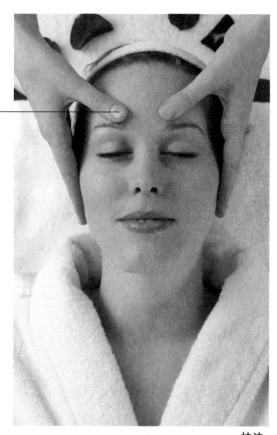

由印堂至神庭
双手拇指交替
进行

抹法

（特点）

本法刺激力量小，且轻快柔和。

● 温馨提示

应用本法时不要用力按压局部。

▶ 梳头栉发

患者取仰卧位。医师坐于（或站于）床头，双手十指屈曲，置于患者头的两侧，从前至后做梳头动作。

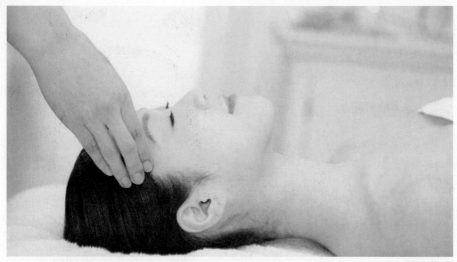

梳头栉发

● 动作要领

从前至后，做轻快的梳理动作。

作用与应用

　　本法作用层次在头皮及头皮下。具有镇静安神的作用，用于椎动脉型颈椎病的治疗。

特点

　　本法对头痛、目痛、三叉神经痛等有较好的疗效，还可预防脱发、提神醒脑、延缓衰老。

● 温馨提示

　　本法不能用力过猛，以免伤害头皮。用本法要有耐心，持之以恒，不可半途而废。

▶ 捻法

操作

　　用拇指螺纹面与食指桡侧缘夹住治疗部位，做快速揉捻动作。本法适用于手指部和耳部。

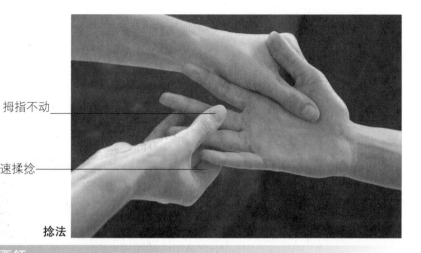

拇指不动——

食指快速揉捻——

捻法

● 动作要领

捻动要快，移动要慢。

捻动时以食指运动为主。

动作要有连贯性。

作用与应用

　　本法作用层次浅，仅达皮肤、皮下。作用于手指两侧时，有疏通皮部的作用，用于神经根型颈椎病的治疗；作用于耳时，主要用于调养神志，用于椎动脉型颈椎病的治疗。

特点

　　本法刺激小，轻柔缓和。

● 温馨提示

　　捻动要快，移动要慢。

▶▶ 擦法

操作

　　患者取坐位或卧位。医师站于后方，一手扶住患者肩部，另一手的四指相对固定，手掌着力于肩部，做快速往返擦动。

077

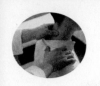

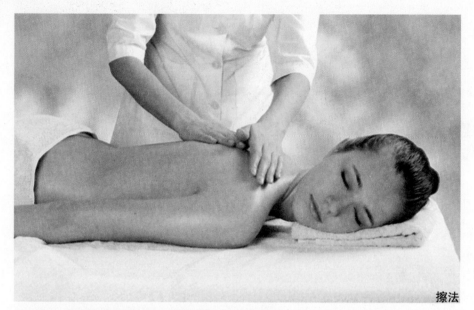

擦法

● **动作要领**

应沿直线往返操作，不可歪斜。

着力部位要紧贴皮肤，压力要适中。

动作要连续，速度要均匀且快，往返距离尽量拉长。

作用与应用

本法作用层次为由浅至深，具有温通经络的作用，用于寒性疾病的治疗。作用效果是热从浅层至深层，称为"透热"。

特点

本法用力虽小，但产生的热能透达深层组织，即"透热"。

● **温馨提示**

治疗部位最好暴露完全。

治疗部位应涂适量润滑剂，如按摩乳、松节油等。

本法多用在治疗的最后。

在施用本法时医师要注意自然呼吸，不要憋气。

操作

　　以棘突向右偏为例。患者仰卧，医师用左手拇指顶住偏歪棘突的右侧，先使患者头部前屈至要扳动椎骨的棘突开始运动时，再使患者头向左侧屈、面部向右旋转至最大限度，然后医师用右手托住患者下颌，待患者放松后，做一个有控制的、稍增大幅度的、瞬间的旋转扳动，同时左手拇指向左推按偏歪的棘突，听到弹响即表明复位。亦可用肘夹住患者下颌做此扳法。

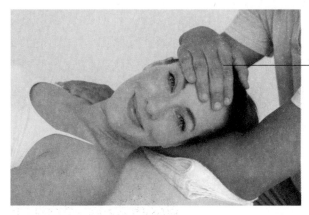

前屈至要扳动的椎骨棘突开始运动时，再侧屈至最大限度，旋转至最大限度

颈椎旋转定位扳法

● 动作要领

定位要准，即定位于"前屈至要扳动的椎骨棘突开始运动时，再侧屈至最大限度，旋转至最大限度"。

用力要稳、要准、要轻巧，即要"做一个有控制的、稍增大幅度的、瞬间的旋转扳动"，同时左手（右手）拇指向左（右）推按偏歪的棘突。

颈椎旋转定位扳法应在旋转至最大限度时用力。

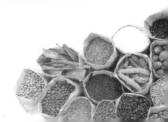

第五章　颈椎病治疗按摩基础

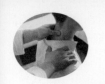

本法作用于颈椎沿纵轴的旋转。

特点

施术者要做到姿势恰当、操作稳妥、定位正确、手法轻巧。

● 温馨提示

扳之前应使患者充分放松。

扳时定位要准，不要强求弹响音。

对于椎动脉型颈椎病、脊髓型颈椎病、严重心肺疾病，及各类骨病、脊柱畸形的患者应慎用或禁用本法。本法宜在有治疗资格的医师指导下操作。

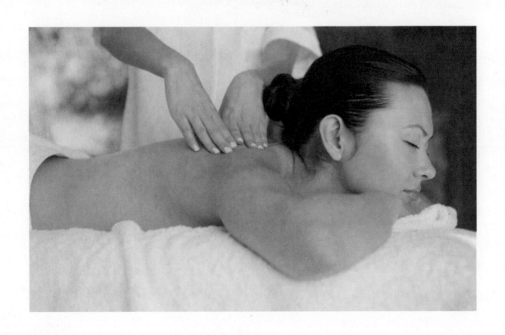

第六章

按摩治疗颈椎病

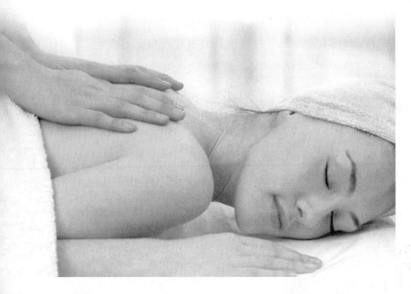

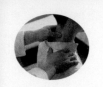

第一节　按摩效果

　　对于按摩，大家应该都不陌生。按摩可以起到保健的作用，其治疗效果也是显而易见的。另外，按摩疗法简单、易操作，因此，学好按摩疗法会给你和家人的健康带来好处。

三言两语说按摩

　　按摩是一种古老而又新颖的治疗方法，是中医学的宝贵遗产。按摩疗法又称"推拿"，如今已发展成为一种十分流行的治疗方法。按摩疗法在中医的脏腑、经络学说理论的基础上，结合了西医的解剖和病理诊断，通过按摩的各种手法，刺激人体的皮肤、肌肉、关节神经、血管以及淋巴等处，促进局部的血液循环，改善新陈代谢，从而促进机体的自然抗病能力，促进炎症吸收，缓解肌肉的痉挛和疼痛，产生使人放松、镇定的效果。按摩还能改善热的调节、出汗以及脂肪性分泌物的排泄，同时也能舒筋通络、活血散瘀、消肿止痛，所以最常用于损伤疾病和各种痛症。

　　按摩可分为保健按摩、运动按摩和医疗按摩。因其具有独特的医疗保健作用，已引起国际上的广泛重视，许多国家已开展了这方面的研究工作。按摩疗法相对于其他疗法来说具有下面几个优点。

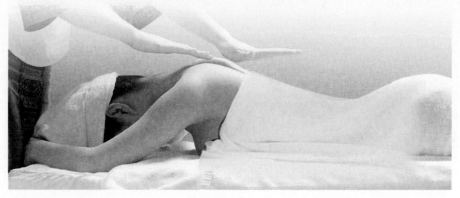

简便易行	通常，其他疗法（如手术疗法等）往往需要十分复杂的医疗器械，而且对治疗场所及环境要求较高。但是，按摩疗法却对这些都没有特别的要求，按摩疗法一般只需要双手和一些比较简单的针具，或者一些中药。按摩疗法是一种能够很轻松地学会并应用的疗法，对于大多数家庭都适用。
治疗范围广	按摩疗法的应用范围十分广泛，无论是慢性病还是急性病都适用。具体来说，其治疗范围可涉及内科、妇科、儿科、外科、皮肤科、眼科、耳鼻咽喉科的各种常见疾病和部分疑难杂症。
无不良反应	对于按摩疗法，不用担心不良反应，因其属于完全的自然法。此外，此疗法可随时随地进行，也可根据病情随时停止，症状轻者能自我诊治而不需要找专业的医师。
疗效好	经临床实践证明，只要坚持使用按摩疗法，无论是急性病还是慢性病都能够收到较好的效果。当然，并非是说按摩可以包治百病，它有一定的适应证。
医疗成本低	由于按摩疗法只需要双手和简单的针具及中药，并不需要诸多化学药品和医疗器材，所以取材方便、经济有效。这样不仅可以大大减轻患者的医疗负担，而且还能够节约医疗资源。

按摩的效果

按摩疗法为什么可以治疗疾病呢？我们都知道，在人体的各个部位分布着丰富的经络与穴位，按摩疗法就是运用不同的按摩手法给体表一定的良性物理刺激，直接作用在这些经络、穴位以及肌肉上，使人体发生由内而外的各种变化，进而调节人体脏腑、气血、阴阳功能，是一种可以有效防病、治病的方法。具体来说，按摩疗法具有以下好处：

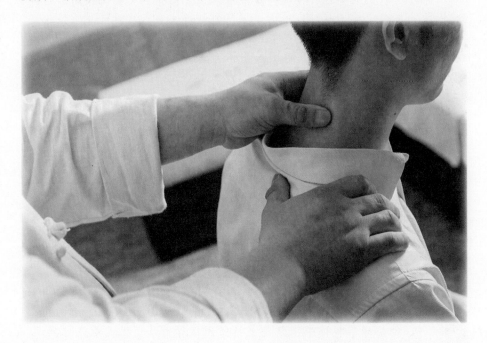

▶ 改善循环系统功能

按摩具有扩张血管、促进血液循环、改善心肌供氧、增强心脏功能的作用。

▶ 改善呼吸系统功能

按摩可以通过对穴位、经络、神经等产生刺激及传导，使呼吸系统功能得到改善。

▶ 改善消化系统功能

按摩的刺激可以使胃肠道平滑肌的张力、弹力、收缩力增强，从而加速胃肠蠕动。

▶▶ 改善免疫系统功能

按摩可以增强人体的免疫能力，达到防病、治病的目的。

▶▶ 改善人体皮肤的弹性

按摩首先与皮肤接触，使皮下毛细血管扩张、充血、温度增高，使腺体分泌增加，故皮肤润泽而有弹性，可用于美容。同时，按摩还有减少皮下脂肪堆积的功效，为减肥手段之一。

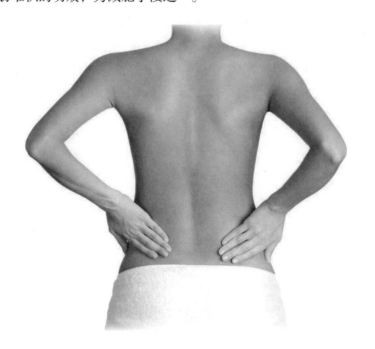

▶▶ 缓解疼痛

按摩可使局部代谢加快，促使疼痛症状缓解或消失。

▶▶ 使人心情愉悦

按摩能够调节人体的气机，疏肝解郁。因此，当你心情不顺畅的时候，按摩会使你神清气爽，一些烦恼自然也就会随之消散。

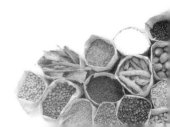

▶ 减轻心理疲劳

心理疲劳主要是神经系统紊乱造成的，通常会出现焦虑、头晕、抑郁等情况，会影响到人们的生活以及工作。按摩可以调节人体自主神经的功能，改善大脑中血液的供应，缓解精神压力，减轻心理疲劳。

▶ 减轻身体疲劳

我们所说的身体疲劳通常是指肌肉疲劳，主要表现为肌肉乏力、酸痛、功能下降。按摩能够促进肌肉纤维的收缩和伸展运动，增加肌肉的弹性。此外，按摩能够促进人体内血液和淋巴液的循环，从而改善肌肉的营养状况，使肌肉疲劳引起的肌肉酸痛、乏力等症状能够得到减轻或者消除，最终快速地恢复体力，甚至还可以使某些疾病引起的肌肉萎缩得到一定程度的改善。

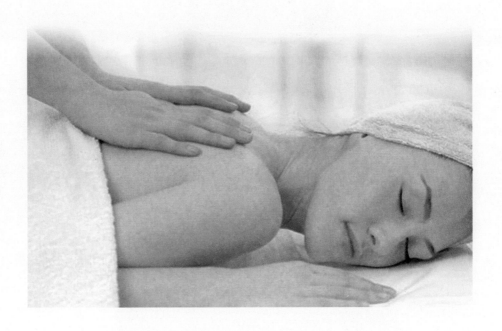

第二节 按摩方法

　　颈部按摩在颈椎病的治疗中占有重要地位。它不仅能有效解除肌肉痉挛，改善血液循环，消除肌肉肿胀，而且能纠正颈椎间的不平衡关系，矫正骨关节错位，缓解关节间滑脱，扩大椎间孔和椎间隙，除去压迫，恢复颈椎的正常生理曲度和旋转功能。

　　颈椎病经常光顾中老年人、久坐的上班族和司机、埋头苦读的学生，这些人的颈部都非常容易受伤。经常性的颈部按摩不仅可以预防颈椎病，还可以有效治疗颈椎病。颈部按摩可以自己操作，也可以请他人帮忙。患者可根据自身的具体情况而采取不同的按摩方法。

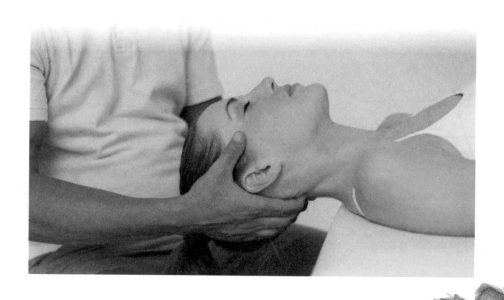

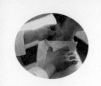

自我按摩

自我按摩的要领是：揉、按。患者可坐可卧，但在取卧位时，肌肉最放松，容易事半功倍，取得良好效果。取坐位按摩在工作和休息时均可运用。每次按摩时间最好在10分钟左右。

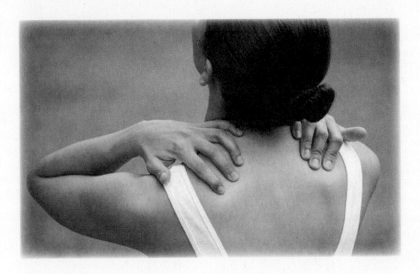

他人按摩

对于神经根型颈椎病和椎动脉型颈椎病患者来说，要取得良好的治疗效果，最好请他人按摩，每次按摩以25分钟为宜。具体可分为以下几种手法：

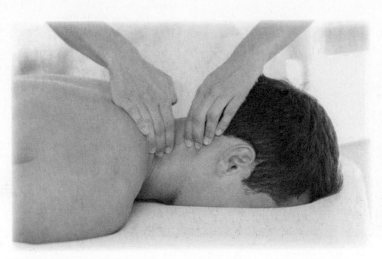

▶▶ 牵引法

帮助者双手掌心托住患者下颌部，轻轻向上牵引头颈部2～3次，每次10～15秒钟。

▶▶ 屈伸法

帮助者左手扶住患者头颈部，右手轻托其颈部，使颈部缓缓后伸，然后用右手拇指和四指轻捏颈部两侧，使患者做颈部前屈活动。这样反复屈伸若干次即可。

▶▶ 推按法

帮助者左手扶住患者头部，右手用食指、中指、环指在颈夹肌、头夹肌上缓缓按压，并使之凹陷，柔和地向前来回推按，从颈椎旁上下、内外反复推按数次即可。

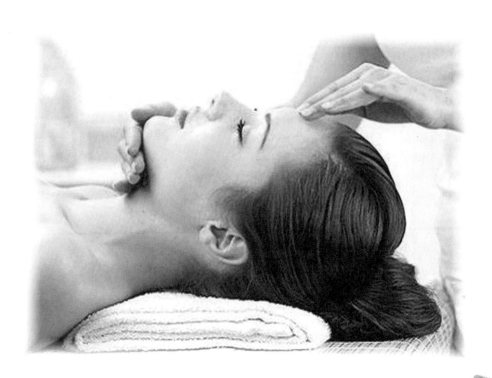

▶ 拿捏法

帮助者左手扶住患者的前额，右手用拇指与四指呈钳子形状按于颈部两侧，自风池穴起至肩井穴，往返拿捏数次。

第三节　按摩几大规则

掌握按摩的几大规则

了解按摩的适应证和禁忌证，是保证治疗安全有效的前提。要想取得好的效果，就一定要掌握按摩的技法和操作要领。

▶ 按摩手法

按摩手法是用手部实施治疗的方法和技巧，也是保健按摩的基础。通过按摩，会产生一些刺激信息。这些信息经过一定的途径，到达病变部位，修复病变脏器的功能，从而达到治疗效果。如果手部刺激产生的信息量不够（做功不够），那么很可能影响治疗效果。然而，手部做功过大，信息超量，就很容易造成穴位疲劳，导致穴位接受刺激的能力减弱。

因此，按摩一定要把握好度，这个度不仅体现在每次的时长上，还体现在刺激的频率、节奏快慢等方面，具体情况还需依据患者本身的状况而定。

▶ 按摩时间

按摩时间以患者感到舒适轻快为度，一般不宜过长，控制在10～30分钟。时间过长会很快导致信息传入系统和信息整合调节系统的疲惫，从而降低疗效。但根据人体的差异、各反射区的差异可区别对待。一般的慢性病、顽固性疾病，按摩时间可偏长一些；急性病、病因明确单一者，按摩时间较短；在重点穴位区，可按重些、时间长些；如果按摩肝脏反射区，按摩时间较长的前提是患者肾功能良好，这需要考虑到体内毒物的排泄情况。

按摩治疗可以1天1次，也可2天1次；轻手法者可1天数次；自我按摩可随时进行。

应该选择在沐浴后、睡觉前进行按摩；也可以选择在两餐之间，但在进食后1小时内最好不要进行按摩；不宜在患者身体过度疲倦、饥饿或过饱、情绪不佳时按摩。

▶ 按摩方式

首先，按摩要持久，持续按摩才有治疗效果。

其次，按摩必须具有一定的力度，让患者局部有被挤压的感觉，但并不是狠狠用力。这种力度可以根据不同病症、不同部位、不同患者进行适当增减。

再次，指法用力要均匀而富有节奏性，时而快，时而慢。

最后，手法要柔和。柔和的特点是轻而不浮，重而不滞。变换动作时还需讲究自然，切忌粗暴、生硬。

总之，施术者按摩时应注意患者的反应，尤其是患者的表情，一定要做到持久、有力、均匀、柔和，力求最佳的按摩效果。

按摩时，若患者症状加重而使患者痛苦不堪，应及时停止治疗，待休息片刻后予以轻手法按摩，并随时注意患者的变化。

▶ 按摩节奏

节奏的实质就是频率。按摩节奏依据具体情况来定。

比如，年老体弱者适宜慢一些的节奏，年轻体壮者适宜快一些的节奏。男性相对女性，按摩要快一些。

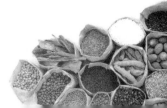

▶ 按摩方向

　　手部的按摩方向一般根据疾病的性质来定。总的来说，顺经络气息运行的方向按摩为补，反之则为泻。或者还可以说，以向心方向按摩为补，以离心方向按摩为泻。实际操作依具体情况而定。

　　按摩手部穴位或反射区还应注意主次或先后顺序。大多数首先按主穴和主反射区，其次才按配穴及次要反射区。在人体中，肾、输尿管、膀胱是主要的排泄器官，应作为重点按摩部位。一个好的按摩习惯是在任何一次按摩开始或结束时，都应先对这几个反射区做几分钟按摩。

▶ 按摩姿势

　　在进行按摩时，操作者要双足掌平实着地，身体重心落在双足中间的轴线上，这样在按摩时就能灵活运用全身的力量；患者也要尽量使自己放松下来。可以选用舒适的床或椅子，采用舒适的坐位、仰卧位或俯卧位。此外，还要有一个放松的心态。

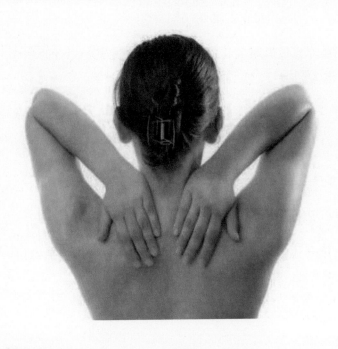

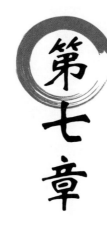

第七章

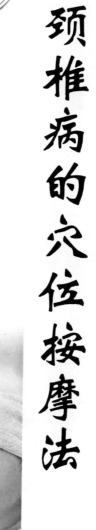

颈椎病的穴位按摩法

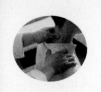

第一节　颈椎病的头部按摩

按摩头部穴位治疗颈椎病

按摩准备工作：患者应保持头面部清洁，施术者保持手部清洁。

按摩注意事项：施术者应搓热双手，从上到下摩擦头面部皮肤，使头部皮肤放松。在按摩操作时，着力部位要紧贴头面部，不可移动，用力应由轻逐渐加重，切不可用暴力猛然按压。

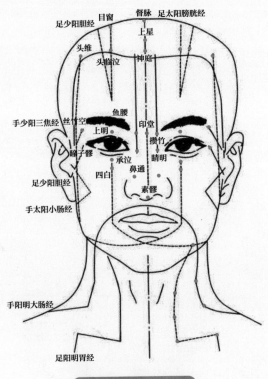

头部正面穴位及经络

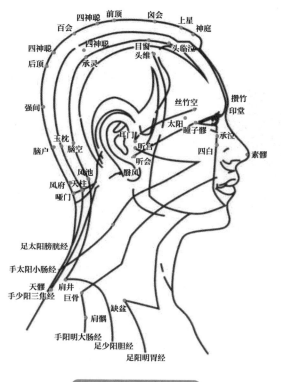

四神聪　前顶　囟会　上星　神庭
百会
四神聪　目窗　头临泣
四神聪　头维
后顶　承灵
强间　丝竹空　攒竹
印堂
太阳
玉枕　耳门　瞳子髎　承泣
脑户　脑空　听宫　四白　素髎
听会
风池　翳风
风府　天柱
哑门

足太阳膀胱经

手太阳小肠经
天髎　肩井
手少阳三焦经　巨骨
肩髃　缺盆
手阳明大肠经
足少阳胆经
足阳明胃经

头部侧面穴位及经络

风池穴

取穴： 位于项部，枕骨之下，与风府穴相平，胸锁乳突肌与斜方肌上端之间的凹陷处。

操作： 患者可取坐位，挺直身体，深呼吸放松全身，再将双手拇指指腹分别置于颈后两侧凹陷处的风池穴上，其余手指附在头部两侧，由轻到重地按揉。

主治： 头痛、眩晕、项强、感冒、鼻炎、鼻窦炎、癫痫、神经衰弱、精神病、高血压等。

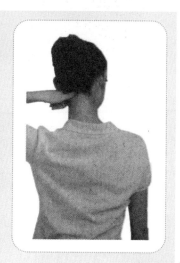

095

风府穴

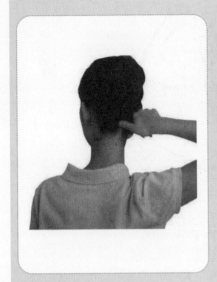

取穴：位于后发际正中直上1寸，枕外隆凸直下，两侧斜方肌之间的凹陷中。

操作：患者可取俯卧位，施术者一手扶于患者头部，另一手食指端按压颈部发迹处的风府穴，力度由轻到重，刺激力度应较大，以局部酸痛为度。

主治：头痛、感冒、眩晕、颈椎病、脑发育不全、脑性瘫痪、脑炎后遗症、癔症、精神病等。

天柱穴

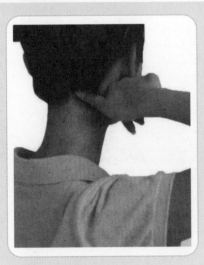

取穴：位于项部，大筋外缘之后发际凹陷中，约后发际正中旁开2厘米处。

操作：患者可取坐位，施术者拇指、食指和中指相握，拿捏天柱穴，刺激力度稍大。

主治：头痛、项强、眩晕、目赤痛、鼻塞、咽喉肿痛、肩背痛、神经衰弱、癔症、热病等。

翳风穴

取穴： 位于耳垂后耳根部，颞骨乳突与下颌骨下颌支后缘间凹陷处。

操作： 患者可取俯卧位，施术者一手扶于患者头部，另一手中指指端点按耳下方翳风穴，刺激力度稍大，以患者能耐受为度。

主治： 耳鸣、耳聋、口眼歪斜、口噤、颊肿、牙痛、耳中湿痒、视物不清、面神经麻痹、腮腺炎、聋哑、颞颌关节痛等。

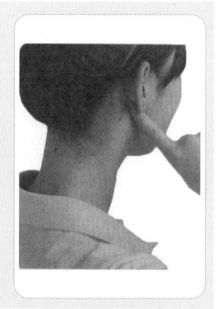

百会穴

取穴： 在头顶正中线与两耳尖连线的交点处。

操作： 患者可取坐位，腰微挺直，双足平放与肩同宽，双目平视微闭，呼吸调匀，全身放松。然后以右手拇指指尖点按头顶最高处正中的百会穴，待局部产生麻胀感后立即改用拇指指腹旋摩。紧接着，再用掌心以百会穴为轴心，均匀用力按压与旋摩。用力不可太轻，也不宜太重。同时要求患者摒去心中杂念，用心默数按摩的次数。

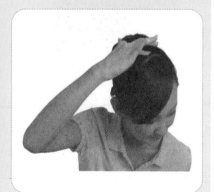

主治： 头痛、头重脚轻、痔、高血压、低血压、目眩失眠、焦躁等。

头窍阴穴

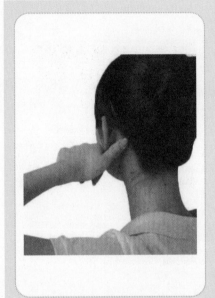

取穴：当耳后乳突的后上方，天冲穴与完骨穴的中1/3与下1/3交点处。

操作：患者可取俯卧位，施术者一手扶于患者头部，另一手以拇指指端来回推耳后乳突部位的头窍阴穴，按摩力度应较大，以局部酸痛为度，频率适中，每分钟60次。

主治：头痛、眩晕、颈项强痛、胸胁痛、口苦、耳鸣、耳聋、耳痛等。

率谷穴

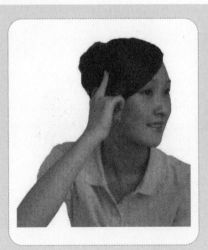

取穴：位于耳尖直上入发际1.5寸。

操作：患者可取坐位，用双手食指、中指、环指、小指指端分别放在两侧耳尖直上两横指处的率谷穴，前后来回推压。力度要适中，以感到舒适为宜。

主治：偏头痛、眩晕、耳鸣、耳聋、小儿惊风等。

通天穴

取穴： 位于前发际正中直上4寸，旁开1.5寸。

操作： 患者可取俯卧位，施术者一手扶于患者头部，另一手食指、中指、环指、小指握拳，拇指来回按摩头部的通天穴，按摩刺激力度较大，以局部酸痛为度，频率较快，每分钟100次。

主治： 头顶痛、眩晕、面神经炎、鼻炎、鼻窦炎等。

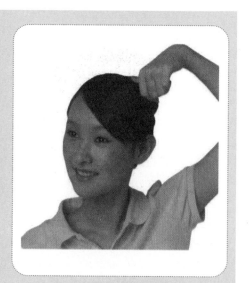

眉冲穴

取穴： 当攒竹穴直上入发际0.5寸，神庭穴与曲差穴连线之间。

操作： 患者可取仰卧位，施术者用双手拇指指腹自上而下推眉冲穴，按摩刺激力度适中，频率适中，每分钟60次。

主治： 头痛、眩晕、鼻塞、癫痫等。

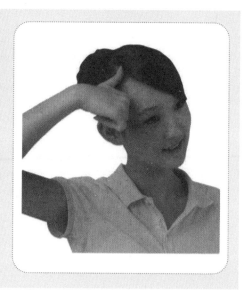

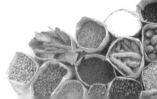

下关穴

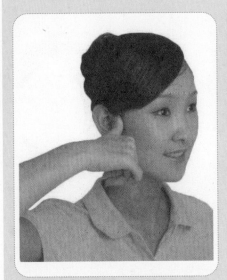

取穴： 在面部耳前方，颧弓下缘中央与下颌切迹之间的凹陷中。

操作： 患者可取仰卧位，施术者一手扶于患者头部，另一手拇指指腹自上而下推耳部上方下关穴，刺激力度适中，频率适中，每分钟60次。

主治： 耳聋、耳鸣、聤耳、牙痛、口噤、口眼歪斜等。

前顶穴

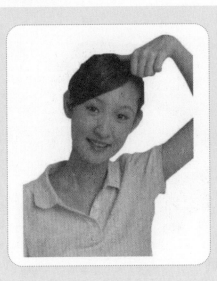

取穴： 前发际正中直上3.5寸。

操作： 患者可取仰卧位，施术者一手扶于患者头部，另一手拇指指腹按压头顶前顶穴，刺激力度稍大，以局部酸痛为度。

主治： 癫痫、头晕、目眩、头顶痛、鼻渊等。

上星穴

取穴：前发际正中直上1寸。

操作：患者可取仰卧位，施术者一手扶于患者头部，另一手中指指面轻点在头部上星穴位置，再进行按揉，动作宜轻柔、小幅度，频率适中，每分钟60次。

主治：头痛、眩晕、目赤肿痛、迎风流泪、面赤肿、鼻渊、鼻出血、鼻痔、癫狂、痫证、小儿惊风、疟疾、热病等。

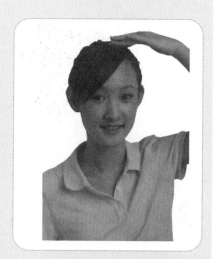

囟会穴

取穴：前发际正中直上2寸。

操作：患者可取仰卧位，施术者一手扶于患者头部，另一手拇指指腹按压前头部囟会穴，刺激力度稍大，以局部酸痛为度。

主治：头痛、目眩、面赤暴肿、鼻渊、鼻出血、鼻痔、癫疾、嗜睡、小儿惊风等。

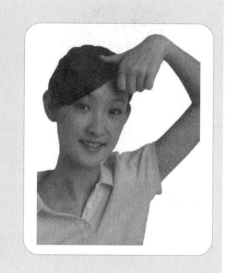

安眠穴

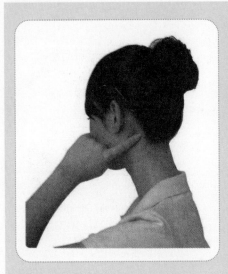

取穴： 翳风穴与风池穴连线的中点。

操作： 患者可取仰卧位，施术者双手食指指面轻点两耳旁边的安眠穴，再进行轻柔、小幅度的点揉，频率适中，每分钟60次。

主治： 失眠、头痛、眩晕、心悸、癫狂等。

角孙穴

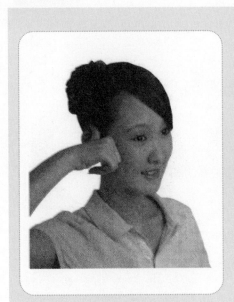

取穴： 折耳廓向前，当耳尖直上入发际处。

操作： 患者可取仰卧位，施术者一手扶于患者头部，另一手拇指指面轻点角孙穴位置，再进行点揉，动作宜轻柔、小幅度，频率适中，每分钟60次。

主治： 耳部肿痛、目赤肿痛、目翳、齿痛、唇燥、项强、头痛等。

第二节　颈椎病的耳部按摩

按摩耳部穴位治疗颈椎病

按摩准备工作：患者保持耳部清洁，施术者保持手部清洁。患者应将头发夹于耳后，让整个耳部全部露在外面。

按摩注意事项：在进行耳部按摩时，应该给予中等刺激力度，不应过重。

耳穴

取穴：与轮屏切迹同水平的耳舟部。

操作：患者可取坐位，施术者一手拇指和食指捏耳穴，力道逐渐加大，刺激力度适中，时间为半分钟。

主治：肩周炎、肩背痛、颈部疼痛、无脉症、风湿痛等。

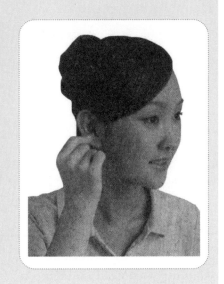

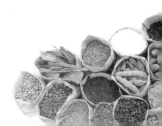

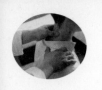

第三节　颈椎病的手部按摩

按摩手部穴位治疗颈椎病

按摩准备工作：按摩前，施术者与患者都应该保持手部清洁。

按摩注意事项：患者若自行按摩可将一手臂轻抬，另一手找准穴位进行按摩。

列缺穴

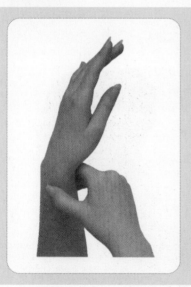

取穴：在前臂桡骨茎突上方，腕横纹上1.5寸，肱桡肌与拇长展肌腱之间。

操作：施术者一手虎口打开，以拇指指端按于患者的手部列缺穴位置，然后进行按揉，本法刺激作用较强，力度应适当，频率要放慢。

主治：头痛、面神经麻痹、咳嗽、气喘、口干舌燥、口眼歪斜、齿痛、半身不遂、手腕疼痛无力、咯血、阴茎热痛等。

后溪穴

取穴： 在手掌尺侧，微握拳，小指本节（第5掌指关节）后的远侧掌横纹头赤白肉际处。

操作： 施术者以拇指指端按于患者的手部后溪穴位置，再进行刺激力度较大的按揉，以患者能耐受为度，频率要放慢。

主治： 头项强痛、落枕、眼痛、目翳、耳聋、耳鸣、瘾症、癫痫、精神病、热病、疟疾、腰背痛、肋间神经痛、肩臂痛等。

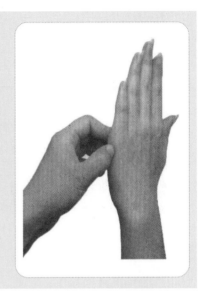

合谷穴

取穴： 在手背第1、2掌骨（拇指和食指间）间，大约位于第2掌骨中心处。

操作： 患者一手呈半握拳放松状态，施术者一手虎口打开，以拇指指端按于患者手背合谷穴位置，再进行按揉，本法刺激力度作用较强，以患者能耐受为度，频率要放慢。

主治： 头痛、目赤肿痛、鼻衄、咽喉肿痛、牙关紧闭、口眼歪斜、热病无汗、多汗、耳聋目眩、痢疾、闭经、滞产、腹痛、便秘、上肢关节痛、半身不遂等。

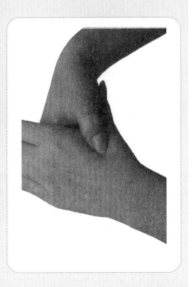

中渚穴

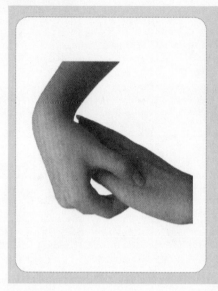

取穴：在手背，环指本节的后方，第4、5掌骨间凹陷处。

操作：施术者一手虎口打开，呈钳拿状，以拇指指端按于患者的中渚穴位置，然后进行捏揉，力度、频率适中。

主治：头痛、耳鸣、耳聋、眩晕、咽喉肿痛、热病无汗、肘臂痛、手肿痒痛、偏头痛、目赤肿痛等。

外关穴

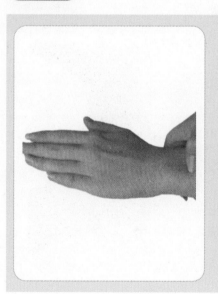

取穴：位于手背腕横纹上2寸，尺桡骨之间。

操作：施术者一手虎口打开，呈钳拿状，以拇指指端按于患者的外关穴位置，然后进行捏揉，力度、频率适中。

主治：热病、感冒、头痛、耳鸣、耳聋、目赤、颈项强痛、肋间神经痛、手颤等。

颈椎反射区

位置： 双手各指近节指骨背侧近桡侧，以及各掌骨背侧远端，约占整个掌骨体的1/5。

操作： 患者一手手掌自然张开，掌心向上，施术者一手扶于患者手腕处，另一手虎口打开，呈钳拿状，以拇指指端按于手背颈椎反射区处，手指相对用力捏，刺激力度适中，按摩时间为半分钟。

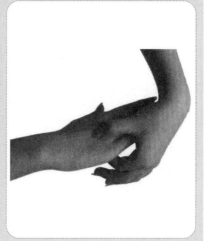

主治： 颈、肩背部软组织损伤，胸椎病变等。

肩关节反射区

位置： 第5掌指关节尺侧凹陷处。手背部为肩前反射区，赤白肉际处为肩中部反射区，手掌部为肩后部反射区。

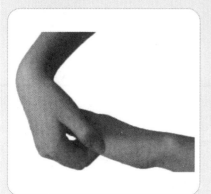

操作： 患者一手手掌自然展开，手背向上，施术者一手扶于患者手腕处，另一手拇指指腹压住中指中节，以中指指端用力点手背部肩前反射区，再进行按揉，时间为半分钟，然后用同样手法点揉赤白肉际处肩中部反射区与手掌部位肩后部反射区。

主治： 肩周炎、肩部损伤、肩峰下滑囊炎等肩部疾病。

斜方肌反射区

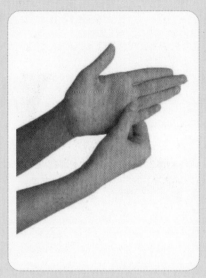

位置：手掌侧面，在眼、耳反射区下方，呈一横向带状区域。

操作：患者一手手掌自然展开，掌心向上，施术者一手扶于患者手腕处，另一手拇指指腹压住中指中节，以中指指端用力点揉手掌侧斜方肌反射区，再进行按揉，时间不宜过长，刺激力度稍大。

主治：颈、肩背部疼痛，落枕，颈椎病，手无力等。

第四节　颈椎病的足部按摩

按摩足部穴位治疗颈椎病

按摩准备工作：患者温水浴足后，采取仰卧位，伸直双腿。施术者保持双手清洁。

按摩注意事项：施术者站其一侧，将双手搓热，然后从患者的足腕开始，柔和地向上摩擦至膝部，反复10次，注意力度不要过重，使足部肌肉得以放松。然后开始按摩指定穴位，按摩刺激力度可稍重。

昆仑穴

取穴： 位于外踝尖与跟腱之间的凹陷中。

操作： 患者可取仰卧位，施术者一手握患者足部，另一手拇指指端点足外侧昆仑穴，再进行按揉，刺激力度稍大，以患者感到酸痛为度，时间为2分钟，频率适中。

主治： 后头痛、项强、腰骶疼痛、足踝肿痛、癫痫、滞产等。

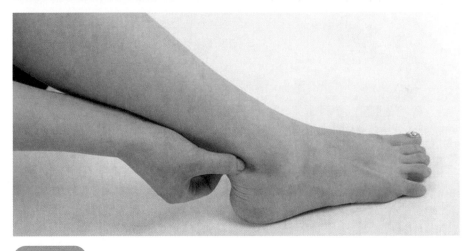

申脉穴

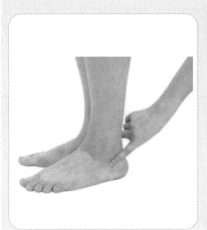

取穴： 位于外踝下缘与跟骨之间的凹陷中。

操作： 患者可取仰卧位，施术者一手握患者足部，另一手拇指指端点揉足外侧申脉穴，再进行按揉，刺激力度稍大，以患者感到酸痛为度，时间为2分钟，频率适中。

主治： 头痛、眩晕、癫狂、失眠、目赤肿痛、腰腿酸痛等。

太冲穴

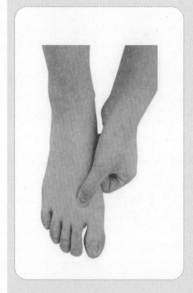

取穴：位于足背第1、2跖骨接合部之间的凹陷中。

操作：患者可取仰卧位，伸直双腿，施术者立于一旁，一只手扶住患者的足部，另一只手的拇指弯曲，以拇指指腹为着力点，定点点按足背部的太冲穴，直至穴位处有明显酸胀感为宜，一只足按摩完毕后，换另一只足继续按摩。

主治：头痛、眩晕、目赤肿痛、胁痛、遗尿、疝气、崩漏、月经不调、癫痫、呕逆、小儿惊风等。

解溪穴

取穴：在足背与小腿关节（踝关节）横纹的中央凹陷处，两筋之间。

操作：患者可取仰卧位，双腿屈膝，双足平放，施术者一手按于患者膝部，另一手拇指指腹按摩足背解溪穴，动作宜轻柔，频率稍快，1分钟120次，持续10秒钟。

主治：头痛、眩晕、癫狂、腹胀、便秘、下肢痿痹等。

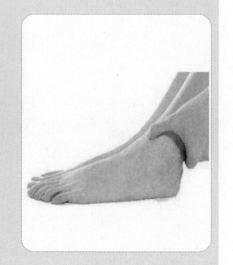

颈椎反射区

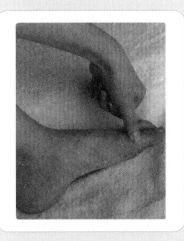

位置： 位于双足拇趾根部内侧横纹尽头处。

操作： 患者可取仰卧位，施术者以一手握住患者足踝，另一手拇指指端掐足拇趾内侧颈椎反射区，刺激力度稍重，时间不可过长，10秒钟即可。

主治： 颈项酸痛、落枕、颈部活动不利等。

颈项反射区

位置： 双足拇趾趾根的区域，第1、2趾骨节缝绕跸趾根部一圈的位置。

操作： 患者可取仰卧位，施术者一手握住患者足背，另一手拇指指腹左右揉擦足底拇趾根部颈项反射区，动作轻柔，频率稍快，时间为1分钟。

主治： 颈部酸痛、僵硬、扭伤、拉伤，高血压，血液循环不佳，落枕等。

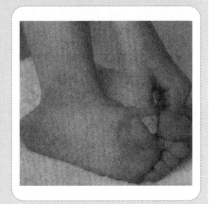

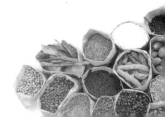

胸椎反射区

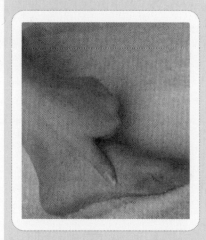

位置： 位于双足弓内侧部分边缘，从趾关节起到楔骨关节止的区域。

操作： 患者可取仰卧位，施术者一手握住患者足踝，另一手以拇指指腹施力，沿着足弓内侧缘从足趾向足跟方向推3～4分钟。

主治： 颈项疲劳酸痛、胸闷、颈部屈伸旋转受限等。

腰椎反射区

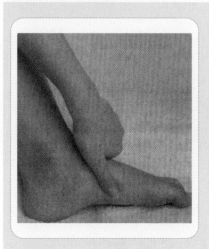

位置： 位于双足弓内侧部分边缘，楔骨至舟骨下方的区域。

操作： 患者可取仰卧位，施术者一手握住患者足背，另一手食指和中指并拢推腰椎反射区1～2分钟，频率稍慢，刺激力度较大。

主治： 胸背部疲劳酸痛、腰扭伤、下肢麻木等。

第五节　颈椎病的全身按摩

全身按摩治疗颈椎病

按摩准备工作：施术者应保持手部清洁。患者取卧位，可以随着按摩穴位的改变，选择仰卧或者俯卧。

按摩注意事项：全身按摩时力度可稍重。

大椎穴

取穴：位于第7颈椎棘突下凹陷中。

操作：患者可取俯卧位，施术者一手扶于患者背部，另一手手指相并，用掌侧小鱼际垂直击打大椎穴，刺激力度稍大，以患者能耐受为度，频率稍快，每分钟100次，击打时发出清脆的响声。

主治：头颈强痛、骨蒸潮热、神疲乏力、腰脊拘急、感冒、落枕、颈椎病、气喘、热病等。

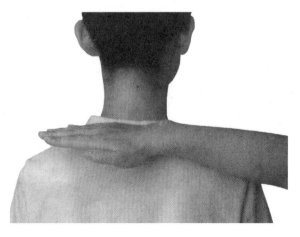

肩井穴

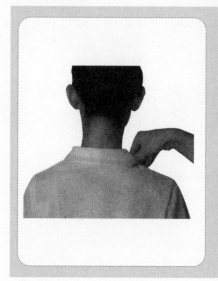

取穴：位于肩上，大椎穴与肩峰端连线的中点处。

操作：患者可取俯卧位，施术者双手拇指和食指捏两肩部的肩井穴，力道由轻至重，刺激力度稍大，以局部酸痛为度，时间为1分钟。

主治：肩膀酸痛、头酸痛、头重脚轻、视疲劳、耳鸣、高血压、落枕等。

天宗穴

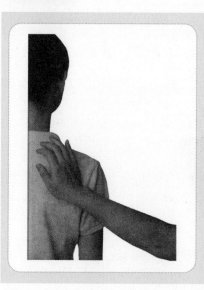

取穴：在肩胛部，冈下窝中央凹陷处，与第4胸椎棘突相平。

操作：患者可取仰卧位，施术者一手扶于患者肩部，另一手手掌用力摩天宗穴，刺激力度适中，频率适中，每分钟60次。

主治：肩膀酸痛、肩周炎等。

夹脊穴

取穴：在腰背部，第1胸椎至第5腰椎棘突下两侧，后正中线旁开0.5寸，左右各17穴，共34穴。

操作：患者可取俯卧位，施术者五指并拢，用手掌侧缘在夹脊穴来回滚动1分钟，左右交替。

主治：上胸段穴位主治心、肺、颈椎、上肢疾病，下胸段穴位主治胃、肠、肝、胆疾病，腰段穴位主治腰、腹及下肢疾病。

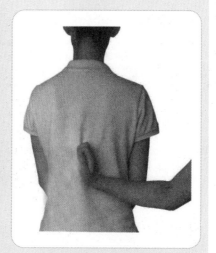

曲垣穴

取穴：在肩胛部，冈上窝内侧端，臑俞与第2胸椎棘突连线的中点处。

操作：患者可取仰卧位，施术者一手扶于患者肩部，另一手拇指点按曲垣穴，刺激力度要重，以患者感到酸痛为度。

主治：肩胛疼痛等。

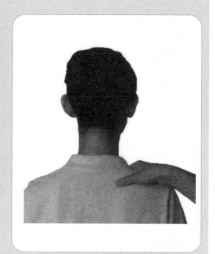

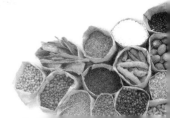

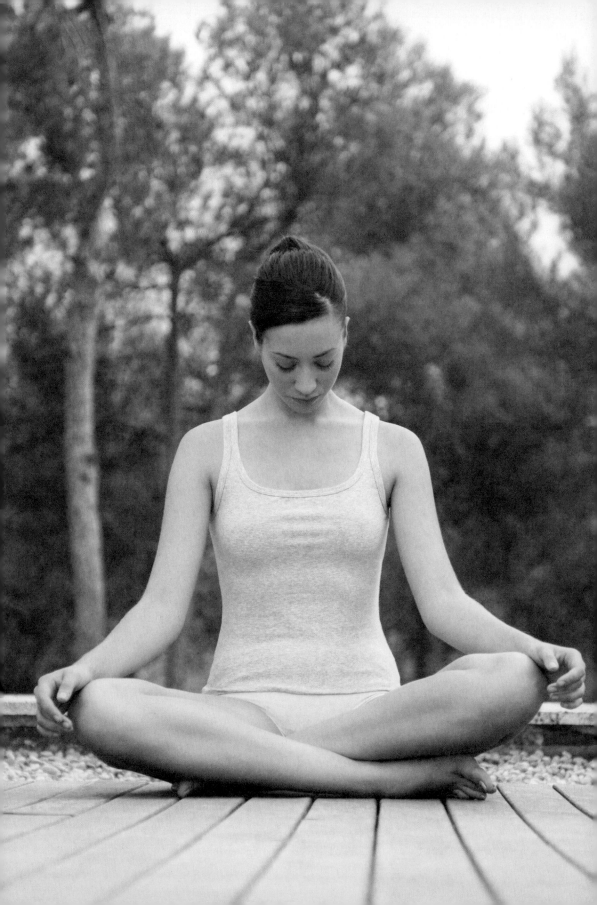

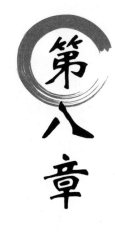

第八章

其他方法治疗颈椎病

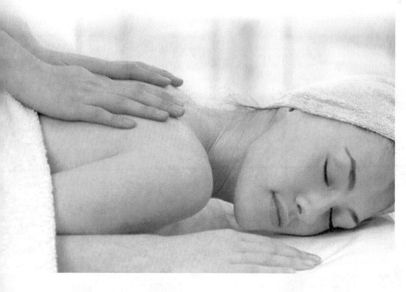

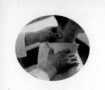
第一节　热敷疗法

热敷疗法是利用温热作用使患处温度升高，使皮下血管扩张，增加血流，有利于血肿吸收和消散，能够充分地缓解肌肉痉挛、松弛神经，起到消除炎症、散瘀止痛、舒筋活络的效果。

中药热敷法

中药热敷法简单来说就是将发热的药物和敷料放置在身体的患病位置或者特定穴位以防治疾病的方法，具有扩张血管、改善血液循环、促进新陈代谢的作用，还可以缓解肌肉痉挛、疼痛，促进炎症及瘀血的吸收，对治疗各种闭合性损伤效果很好。适用于颈椎病、腰腿疼、类风湿性关节炎、关节扭伤、骨折、脱位等症。

▶ 中药热敷步骤

（1）将中药装在事先准备好的口袋内（大小为10厘米×15厘米），然后放入锅内煎煮；

（2）等中药煎好后，用中药散发的高温蒸汽熏蒸患处；

（3）待药液温度下降到适宜温度时，用毛巾蘸取药液敷在患处；或者直接把装药的口袋敷在患处。待药袋变凉之后可以再煎。

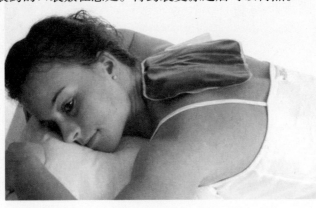

● 温馨提示

①热敷温度要适宜，不能太高，以免烫伤；也不能太低，否则达不到预期效果。

②在热敷过程中，患者如果有不适症状出现、病情加重或者肌肤局部有不良反应（比如出现红疹）等，应立即停止使用本法。

③热敷疗法可以和其他疗法一起使用，比如可以进行一些辅助性运动，以加速疼痛的消散，提高疗效。

④急性咽炎、皮炎、血栓性静脉炎、外周血管疾病、有伤口、刚愈合的皮肤、患有严重老年痴呆症者不宜使用本法。

五种中药热敷法配方

热敷方一	配方	伸筋草、透骨草、海桐皮、荆芥、防风、附子、千年健、威灵仙、桂枝、羌活、独活、麻黄、红花各30克
	制法	研为粗末，装入布袋内加水煎煮30分钟
	用法	每次热敷约30分钟，每日2次，每剂药用3天
热敷方二	配方	桂枝、红花、乳香、没药、五灵脂各9克，刘寄奴、兔儿散、伸筋草、秦艽、桑寄生各12克，苏木6克
	制法	直接煎煮，将毛巾在药水中浸泡4～5分钟，热敷患处
	用法	每次20～30分钟，每日3次，每剂药用2天
热敷方三	配方	川乌或草乌90克，附子、乳香、当归、姜黄各60克，马钱子、川芎、防风、桂枝、元胡各30克
	制法	研为细末，装入布袋，加水煎煮约30分钟
	用法	每次30分钟，每日2次，每剂药用3天

119

热敷方四	配方	吴茱萸300克，黄酒50毫升
	制法	研为末，加黄酒，搅拌均匀，炒热后装入布袋使用
	用法	每次30分钟，每日2次，每剂药用1天
热敷方五	配方	红花、川椒各25克，海桐皮、荆芥、防风、艾叶、五加皮、牛膝各20克，蒲公英、地丁、细辛、苦参各15克
	制法	研为细末后加水煎煮约25分钟
	用法	每次25分钟左右，每日2次，每剂药用3天

水热敷法

热水能使肌肉松弛，血管扩张，从而促进血液循环，有利于颈椎的康复。水热敷法适用于初患颈椎病者，也可作为辅助疗法，用于颈椎病病情严重者。根据操作方法的不同，水热敷法又可分为干热敷法和湿热敷法。

▶ 干热敷法

干热敷法通常用热水袋进行。具体做法是：在准备好的热水袋内灌入1/2～2/3的热水，水袋斜放以便将袋内气体排出，然后拧紧螺旋盖，用布擦干热水袋表面的水分，再倒提起来抖动，确定无漏水后，用布或毛巾包裹好热水袋，放在颈椎疼痛处。热敷时间一般每次20～30分钟，每日敷3～4次。

● 温馨提示

使用时水温不宜过高，袋中水温保持在50～60℃较为合适，并仔细检查是否漏水。当发现患处潮红时应停止使用。做热敷时可根据需要及时换热水，以保持适宜的温度。

▶ **湿热敷法**

湿热敷法是将干净的毛巾放在热水中浸湿后，拧干，敷在患处，然后用干毛巾或棉垫盖上，以保持热度。毛巾的温度以人体的耐受度为限。湿热敷时，也可采用在热湿毛巾上放热水袋的方法，以保持需要的热度；两条毛巾交替使用，一般需要每5分钟更换一次毛巾，热敷每次15～20分钟，每日3～4次。

● **温馨提示**

用这两种方法热敷后，应立即将患处擦干盖好。

其他热敷法

热敷疗法种类多样，除了中药热敷法和水热敷法外，还有其他几种常见的方法，包括姜热敷法、炒盐热敷法、醋热敷法等多种。

▶ **姜热敷法**

姜汁具有散寒止痛的作用，所以用炒姜热敷患处，每日热敷2～3次，可以有效缓解疼痛，有利于颈椎病的康复。

（1）取鲜姜约500克，洗净后捣烂，把姜汁挤出；

（2）将剩余的姜渣在铁锅内炒热；

（3）把姜渣趁热取出，用干净毛巾包裹起来；

（4）待温度适宜后，即刻敷于患处及其附近。姜渣变凉后，再重新倒入锅内，加些姜汁，炒热后再敷。

▶ **炒盐热敷法**

盐具有很好的导热作用，用炒盐热敷颈部疼痛处，效果也很明显。

（1）先准备一个大小为20厘米×40厘米的布袋；

（2）取约500克或更多的大粒食用盐，放入干净的锅里用温火炒约

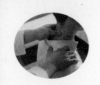

10分钟，之前一定要把锅里的油除去，在盐里最好再加些花椒、艾叶或新姜，效果会更好；

（3）待盐粒发黄、变热后，把热盐装进布袋，用绳子把口袋系牢；

（4）患者平躺在沙发上，盐温度很高时，盐袋不能直接接触颈椎疼痛处，可以隔着衣服热敷，以免烫伤。当盐袋的温度适宜人体直接接触时，可脱去衣服，直接敷于患处或来回熨烫疼痛部位；

（5）每晚治疗1次，每次约30分钟。

▶ **醋热敷法**

醋味酸，有很好的散瘀消积的功效，通过热敷能有效缓解颈部疼痛。

（1）取食用醋约500克，加热至50℃，如果再加入一些红花、透骨草、威灵仙等具有祛风活血作用的中药，效果会更好；

（2）将毛巾折叠成方形，在热醋中浸透，拧干后敷于患处；

（3）每日热敷1次，每次约20分钟。

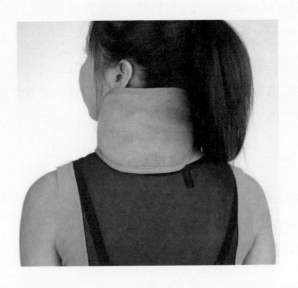

第二节 运动疗法

运动疗法一：多动能治颈椎病

运动疗法，是指利用器械或者徒手，通过某些运动方式使患者全身或局部运动功能、感觉功能恢复的一种训练方法。对颈椎病患者来说，选择适宜的运动项目进行锻炼既是一种治疗方法，又是一种重要的巩固医疗效果的手段。

因为颈椎是整个脊椎活动中范围最大的部位，但在平时生活中却极少有机会活动到最大的限度，所以，运动训练在某种程度上比药物治疗效果好，既能治疗，又能巩固疗效。

▶ 运动分类

适合颈椎病患者进行康复治疗的运动可分为五大类。

耐力训练项目： 步行、健身跑、自行车、游泳等。

力量性锻炼项目： 哑铃操、掷实心球、腹肌锻炼、拉拉力器等。

放松性锻炼项目： 散步、太极拳、保健按摩、放松体操等，多适宜于老年人或者慢性颈椎病患者。

一般健身性锻炼项目： 八段锦、广播操、易筋经、颈部康复体操等。

医疗体操： 针对重症患者，包括降压舒心操、练功十八法等。

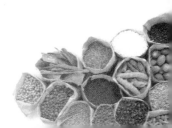

● 温馨提示

①运动的强度宜小不宜猛，动作的速度也要缓慢。

②清晨起来，如果时间充足，可以做一次运动。最好不要在晚上休息之前做，以免影响休息。

③患者不需要每天都做，但有条件的话，每天至少做一次。在看书、写字或者使用电脑期间，每隔一小时做一次。

④在做预防颈椎病的运动时，动作幅度不宜太大，尤其是头、颈部切不可做剧烈的转晃。用力要缓和，动作速度要慢，而且要注意循序渐进，持之以恒。

▶ 注意事项

对颈椎病患者而言，运动锻炼是为了治疗疾病或者巩固医疗效果，与健康人的健身锻炼不同，所以患者要选择适合自己的运动项目并加以注意，这样才能达到预期的效果。

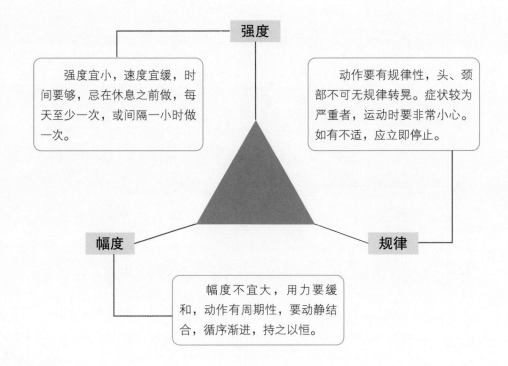

强度

强度宜小，速度宜缓，时间要够，忌在休息之前做，每天至少一次，或间隔一小时做一次。

动作要有规律性，头、颈部不可无规律转晃。症状较为严重者，运动时要非常小心。如有不适，应立即停止。

幅度

规律

幅度不宜大，用力要缓和，动作有周期性，要动静结合，循序渐进，持之以恒。

运动疗法二：不妨练练太极拳

太极拳是一种非常好的锻炼方法，不仅动作柔和舒展，而且有很好的保健强身作用，无病可以健身，患病可以治疗。打太极拳可以使脊柱的柔韧性增强，颈部关节更加灵活，因此能够有效地防治颈椎病。

▶ 保健功效

太极拳以其行云流水般的节奏，可以帮助锻炼的人调养身心，因而对很多疾病有防治和康复的双重作用。

练习太极拳不但能活动全身肌肉群和关节，而且需要均匀的深呼吸运动与之配合，所以需要练习者在精神上专心致志，不能心有旁骛，从而可以很好地调节中枢神经系统，为其他系统与器官的功能改善打下良好的基础。

此外，太极拳中很多动作对气息的要求是"气沉丹田"，这种呼吸方法能促进血液回流，增强心肌营养，是对身体的一种良性刺激。这种刺激能促进心肌的功能，从而增强心脏的收缩力，有利于血液循环。这些都能改善颈椎病的症状，起到促进康复的作用。

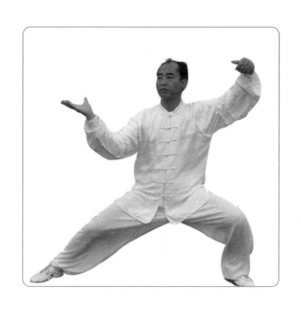

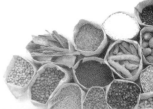

▶ 太极拳能治疗多种疾病

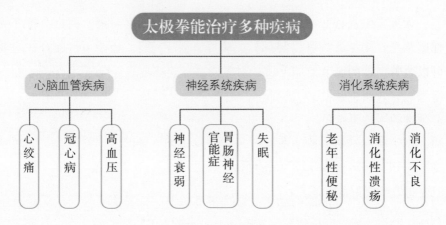

太极拳能治疗多种疾病

心脑血管疾病
- 心绞痛
- 冠心病
- 高血压

神经系统疾病
- 神经衰弱
- 胃肠神经官能症
- 失眠

消化系统疾病
- 老年性便秘
- 消化性溃疡
- 消化不良

▶ 太极拳动作的10个基本要求

练太极拳对人体各部位姿势都有要求，要保持正腰、收颌、直背、垂肩的姿势。

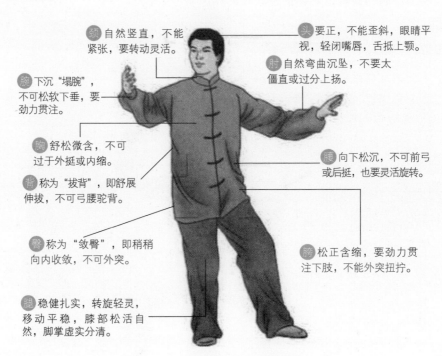

颈 自然竖直，不能紧张，要转动灵活。

头 要正，不能歪斜，眼睛平视，轻闭嘴唇，舌抵上颚。

肘 自然弯曲沉坠，不要太僵直或过分上扬。

腕 下沉"塌腕"，不可松软下垂，要劲力贯注。

胸 舒松微含，不可过于外挺或内缩。

腰 向下松沉，不可前弓或后挺，也要灵活旋转。

背 称为"拔背"，即舒展伸拔，不可弓腰驼背。

臀 称为"敛臀"，即稍稍向内收敛，不可外突。

膝 松正含缩，要劲力贯注下肢，不能外突扭拧。

腿 稳健扎实，转旋轻灵，移动平稳，膝部松活自然，脚掌虚实分清。

运动疗法三：做做颈部康复操

如果颈部有一点疼痛，还没有发展到颈椎病变的时候，可以尝试做颈部康复操。颈部康复操动作简单，易于操作，可以改善患者的血液循环，缓和痉挛的肌肉软组织，有效纠正颈椎小关节的错位，恢复和改善颈椎的生理平衡功能。但做操时，动作宜缓和，不可用力过猛，以免扭伤韧带。做操者可灵活安排运动时间，每天做的次数因人而异，但要想收到良好的效果，需要长期坚持。

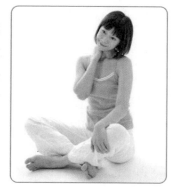

左顾右盼操　头向左右缓缓转动，幅度宜大不宜小，以做操者自己感觉酸胀为度。每次做30次。

前俯后仰操　头先向前再向后拉伸，直到颈项不能再拉伸为止。每次做30次。

双手擦颈操　双手十字交叉贴于后颈部，来回摩擦100次。

旋肩操　双手放在两侧肩上，掌心朝下，两臂先由后向前旋转20~30次，再由前向后旋转20~30次。

双手上举操　双手上举过头，掌心朝天，每次坚持5秒钟以上。

摇头晃脑操　头分别向左、前、右、后的顺序旋转5次，再向反方向旋转5次。

头、手相抗操　双手交叉置于后颈部，双手用力顶头颈，同时头颈向后用力，每次互相抵抗5次。

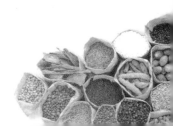

举头望月操 头部用力左旋，并尽最大限度后仰，眼望左上方坚持5秒钟。复原后，再用力右旋，坚持看右上方5秒钟。

颈项相争操 双手贴在大腿两侧裤缝处，双腿位置不动。头旋向左侧时，上身往右侧转。头旋向右侧时，上身往左侧转。如此重复10次左右。

看天贴地操 抬头看天时头部后仰到极限，看地时下颌尽力贴近胸部，这样重复10次。

左侧右屈操 头部先向左再到右缓缓侧屈，耳朵尽力靠近肩膀，而肩膀保持不动，左右重复最少10次。

头部画圈操 头部分别向左、右循环做画圈运动，每一个方向所画的圆圈都要达到极限，尽量把颈部肌肉拉直，重复10次。

回头望月操 做操者取站位，双腿微屈，左手上举，左手掌置于头后，右手背置于腰背后，左右旋转头部，眼睛随旋转方向，朝后上方做望月状。

托天按地操 右肘屈曲，掌心朝上，伸直手肘，手掌向上托起。同时左边手肘微屈，左手用力下按，头向后仰，做向上看天状，交替重复6～8次。

前伸探海操 做操者取站位，双手叉腰，头颈前伸并向右下方转动，同时双目向前下方视。如此左右交替，重复6～8次。

伸颈顶球操 做操者取站位，双手叉腰，头项部尽力向上伸，做顶球状，每次持续3～5秒钟，重复10～15次。

摇头操 做操者取站位，双手叉在腰部，头颈部放松，缓缓做大幅度的环转运动，顺时针和逆时针交替进行，各8～10次。

放眼观景操 手收回胸前，右手在外，双手劳宫穴相叠，手指虚按膻中穴，眼望前方，坚持5秒钟后收回。

旋肩操

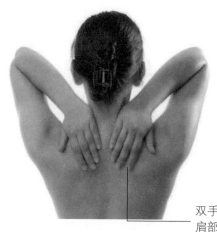

双手放在肩上，
肩部做前后绕环

颈项相争操

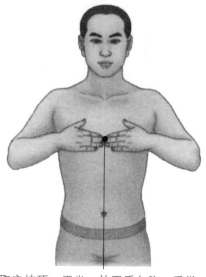

头部转动时，身体
向相反方向旋转

双手贴在大腿两侧

劳宫穴

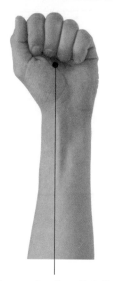

取穴技巧：手平伸，微曲约45°，掌心向
上，轻握掌，屈向掌心，中指所对应的掌
心的位置即是劳宫穴。

膻中穴

取穴技巧：正坐，伸双手向胸，手掌
放松，约成瓢状，掌心向下，中指指
尖置于双乳的中点位置即是膻中穴。

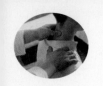

运动疗法四：跳绳带来颈部健康

医学研究证明，跳绳除了能锻炼全身肌肉，消除多余脂肪，使形体健美、动作敏捷外，还能很好地促进心脏机能，使心血管系统保持健康。跳绳是近些年来受到很多健身人士推崇的一种预防颈椎病的运动。跳绳种类花样很多，可简可繁，一学就会，随时可做，而且对女性尤为适宜。从运动量来说，持续跳绳10分钟，与慢跑30分钟或跳健身舞20分钟所消耗的能量相差无几，是耗时少、耗能大的有氧运动，能有效防治颈椎病。

▶ 准备工作

（1）选择合适的绳子，绳子要比身高至少长60厘米，最好是实心材料，不能太轻。粗细也要适中。初学者宜选硬绳，熟练后再改用软绳；

（2）跳绳者最好穿质地柔软、重量较轻的运动鞋，以免脚踝受伤；

（3）最好在软硬适中的地上跳，切忌选择在硬性水泥地上跳，以免损伤关节；

（4）跳绳之前，足部、腿部、腕部、踝部要做好准备活动，跳绳后可以做些放松活动。

▶ 注意事项

在跳绳的时候，双手拇指和食指要轻握摇柄，其他手指顺势放在摇柄上，最好不要发力。跳绳时，要挺胸抬头，眼望前方5~6米处。需把肌肉和关节放松，不能太紧张，同时脚尖和脚跟用力要协调，防止扭伤。此外，体形较胖的人在跳绳时双足最好同时起落，上跃也不宜过高，以免关节因负重而受伤。

▶ 运动计划

第一阶段	第二阶段	第三阶段	第四阶段
初跳时，运动量不宜过大，每天可在原地跳1～2分钟。	坚持3～4天或者一个星期后，可以适当延长运动时间，连续跳3分钟。	2个月后可继续增加运动量，连续跳10分钟。	4～5个月后可以实施"系列跳"，比如每次跳5分钟后，休息一会儿，接着再跳5分钟，直到一次连续跳30分钟。

▶ 跳绳好处多

　　跳绳能有效防治颈椎病，同时可提高人体心血管、呼吸和神经系统的功能，从而促进人体器官发育。另外，跳绳时的全身运动及手握绳对拇指穴位的刺激，会大大增强脑细胞的活力，从而能够健脑、开发智力、提高思维和想象力，在丰富业余生活的同时，提升整体素质。

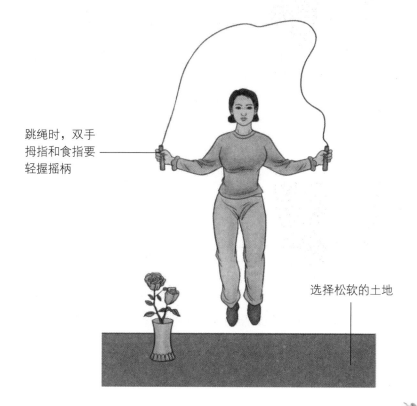

跳绳时，双手拇指和食指要轻握摇柄

选择松软的土地

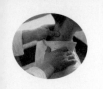

第三节　刮痧疗法

刮痧治疗颈椎病

刮痧疗法对颈椎病具有良好的治疗效果。针对颈椎病，刮痧可选取头部的风池穴、肩部的肩井穴和上肢部的外关穴来进行操作。

▶▶ 刮痧方法

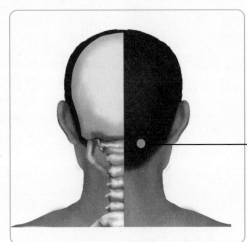

风池穴：后头骨下，两条大筋外缘陷窝中，与耳垂齐平。

刮法	次数	刺激程度
面刮法	40次	适度

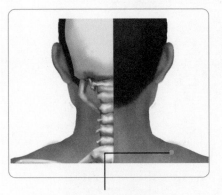

肩井穴：大椎与肩峰端连线的中点，即乳头正上方与肩线交接处。

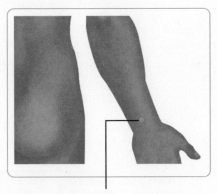

外关穴：在前臂背侧，阳池与肘尖的连线上，腕背横纹上2寸，尺骨与桡骨之间。

刮痧治疗落枕

落枕好发于青壮年，以冬春季多见。落枕的常见发病经过是入睡前并无任何症状，晨起后却感到项背部明显酸痛，颈部活动受限。这说明病起于睡眠之后，与睡枕及睡眠姿势有密切关系。刮痧疗法对落枕具有良好的治疗效果。

刮痧方法

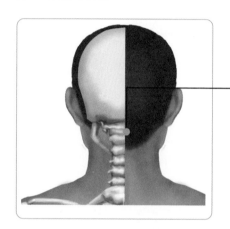

风府穴：后发际正中直上1寸，枕外隆凸直下，两侧斜方肌之间的凹陷中。

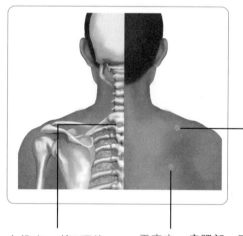

肩井穴：大椎穴与肩峰端连线的中点，即乳头正上方与肩线交接处。

大椎穴：第7颈椎棘突下凹陷中。

天宗穴：肩胛部，冈下窝中央凹陷处，与第4胸椎相平。

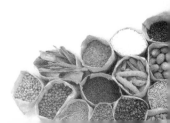

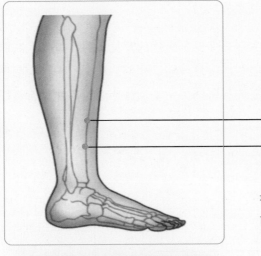

光明穴：小腿外侧，外踝尖上5寸，腓骨前缘。

悬钟穴：在外踝高点上3寸，腓骨前缘。

刮法	次数	刺激程度
面刮法	40次	适度

第四节　拔罐疗法

拔罐疗法一：轻松拔去颈椎病

颈椎病是一种以退行性病理改变为基础的疾病，是颈椎骨关节炎、增生性颈椎炎、颈神经根综合征、颈椎间盘突出症的总称。拔罐疗法对于治疗颈椎病有很好的效果。

拔罐疗法，又称"火罐气""吸筒疗法"等，是一种以杯罐作工具，借助热力排去其中的空气以产生负压，使其吸着于穴位皮肤或者患处，通过吸拔和温热刺激等，造成人体局部发生瘀血现象的一种治疗方法。

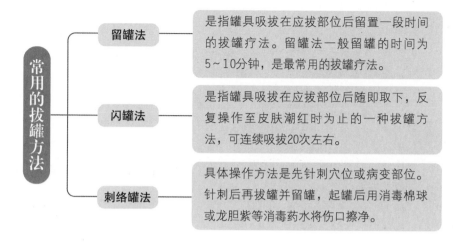

常用的拔罐方法

| 留罐法 | 是指罐具吸拔在应拔部位后留置一段时间的拔罐疗法。留罐法一般留罐的时间为5~10分钟，是最常用的拔罐疗法。 |

| 闪罐法 | 是指罐具吸拔在应拔部位后随即取下，反复操作至皮肤潮红时为止的一种拔罐方法，可连续吸拔20次左右。 |

| 刺络罐法 | 具体操作方法是先针刺穴位或病变部位。针刺后再拔罐并留罐，起罐后用消毒棉球或龙胆紫等消毒药水将伤口擦净。 |

▶▶ 刺络罐法一

所选穴位：大椎穴

治疗方法：让患者骑在椅子上，以充分暴露背部，在对穴位处皮肤进行消毒后，用梅花针重叩穴位，以轻微出血为度，然后再用闪火法将大号火罐吸拔在大椎穴上，留罐10~15分钟，以被拔罐部位充血发紫，并有少量瘀血和黏液（5~10毫升）被拔出为度。两日1次，10次为1个疗程。

▶▶ 刺络罐法二

所选穴位：大杼穴

治疗方法：让患者取坐位，先用双手在大杼穴周围同时向中央部位挤压，以使血液聚集于针刺部位。在对穴位皮肤进行常规消毒后，先捏紧穴位皮肤，然后将三棱针迅速刺入穴位1~2分深，出针后用闪火法将罐吸拔在点刺穴位上，以渗血为度，留罐10~15分钟。两日1次，10次为1个疗程，两个疗程之间间隔1周时间。

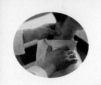

精确取穴

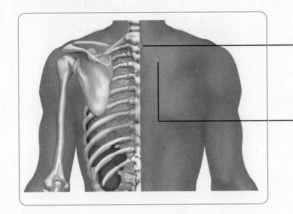

大椎穴：位于人体背部，第7颈椎棘突下凹陷中。

大杼穴：位于人体背部，第1胸椎棘突下，后正中线旁开1.5寸处。

拔罐疗法二：拔走落枕的颈痛

落枕或称"失枕"，是一种常见病，好发于青壮年，以冬春季多见。落枕的常见发病经过是入睡前并无任何症状，晨起后却感到项背部明显酸痛，颈部活动受限。另外，过于频繁的落枕也是颈椎病发病的一个特异信号。

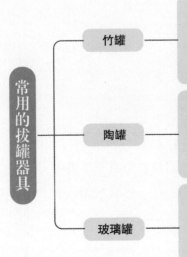

常用的拔罐器具

竹罐
竹罐是由没有结疤的竹子制成的，截成6~9厘米的管状，一端留节为底，另一端则作为罐口。口径可选用几种，以适合不同的部位使用。

陶罐
由陶土烧制而成，罐的两端较小，中间略向外展，形同腰鼓，口径大小不一，口径小的略短，口径大的则较长。特点是吸力大，但较重，且落地易碎。

玻璃罐
采用耐热质硬的透明玻璃制成，形状如笆斗，肚大口小，罐口平滑，口边微厚而略向外翻。因质地透明，使用时可以窥见罐内皮肤的瘀血、出血等情况。

▶ 诊断

落枕表现为晨起突感颈后部、上背部疼痛不适，以一侧为多，或有两侧俱痛者，或一侧重，一侧轻。多数患者可回想到昨夜睡眠位置欠佳，或有受凉等因素。由于疼痛，使颈项活动不利，不能自由旋转，严重者俯仰也有困难，甚至头部强直于异常位置，使头偏向病侧。检查时颈部肌肉有触痛，浅层肌肉有痉挛、僵硬，摸起来有"条索感"。

▶ 选穴及治疗方法

走罐法

所选部位：患侧颈背

治疗方法：让患者取坐位，首先在患侧部位涂上风湿油，然后再用闪火法将罐吸拔在疼痛处，随后进行推拉走罐，推拉程度以皮肤潮红为度，最后再将罐留在痛处10～15分钟。每日1次。

留针罐法

所选穴位：承山穴

治疗方法：让患者取俯卧位，在对穴位皮肤进行常规消毒后，首先用2寸毫针直刺穴位。得气后，以针捻转提插穴位。然后再用闪火法将罐吸拔在穴位上，留针、罐15～20分钟。每日1次，1～2次即可缓解。

精确取穴

承山穴：位于人体小腿后面正中，伸直小腿和足跟上提时腓肠肌肌腹下出现的凹陷处。

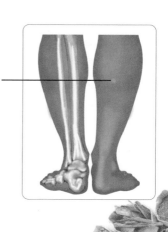

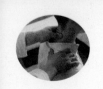

第五节　药物疗法

药枕疗法——在睡眠中治疗颈椎病

对于颈椎病患者来说，还可以使用药枕疗法逐步改善症状。患者在使用药枕时，能使颈部肌肉得到充分的放松，对颈椎病有很好的疗效。

药枕疗法就是在枕头内装入具有芳香开窍、安神镇静、舒筋活血的中药，以起到芬香通窍、醒脑疏风、活血理气的良好治疗作用。制作药枕时，先将各种药物混合均匀，用棉布包裹后，用手稍加拍打，使枕头表面平整并软硬适度。需要注意的是药枕最好选用透气性能良好的棉布或者纱布做枕芯，药物不能受潮，否则会发霉变质。

▶▶ 药枕的使用方法

❶ 药枕可以做成长圆柱形或元宝形，一般为40厘米长，18厘米宽，8～10厘米高，垫于颈部。

❷ 睡觉时先取仰卧姿势，使药枕上边缘与肩相平，保持头颈部轻度后仰伸位，维持这个姿势20～30分钟。

❸ 将药枕向上移至肩与枕骨粗隆之间的位置，使枕头与后项部尽量充分接触，并调整姿势使颈部舒适，保证颈椎处于自然生理前屈位入睡。

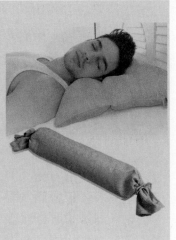

配方	适用范围
用晚蚕砂200克，再加绿豆衣、白芷、川芎、防风各100克。	对神经根型颈椎病，效果最为明显。
通草300克，菊花250克，白芷100克，红花100克，佩兰100克，川芎100克，厚朴100克，石菖蒲80克，桂枝60克，荙草100克，苍术60克。	对颈项酸困、疲乏不适有很好的治疗效果。
在第二种配方的基础上，再加葛根60克、辛荑花60克。	对颈椎病引起的头晕目眩等症状有效。
在第二种配方的基础上，再加桑枝100克、防风100克、羌活100克、麻黄50克。	适用于由颈椎轻度骨质增生、软组织紧张引起的肢体麻木等症状。

药粥疗法——煲粥喝出轻松的颈

药粥疗法是一种常用的治疗疾病的食疗方法。将中药和谷米一同煮为粥食用，用来防治疾病。具体做法是在传统中医理论的指导下，选择适当的中药和谷米搭配，再加入适量的调味配料，同煮而成。

药粥疗法既能滋补强身，又能防治疾病。在春秋战国时期的医药学书籍中，就有用药粥治疗疾病的记载。药粥可分为单味药粥和复方药粥，功用各异。

● 温馨提示

①选药粥时，要根据患者的病情，辨证选择。比如体质虚弱的患者，要根据气虚、血虚、阴虚、阳虚的不同类型，分别采用补气、补血、补阴、补阳的药粥，不可盲目地"虚则补之"。

②选用药粥时要注意季节因素。由于中药有寒、热、温、凉之别，所以在使用时，要注意夏季食凉性药粥，冬季食温性药粥。除此之外，南、北方的饮食习惯不一样，在煮制药粥加用配料时，也要考虑到不同地区的差异。

▶ 治疗颈椎病的药粥推荐

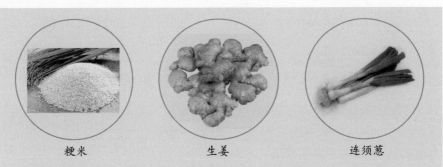

粳米　　　　　　生姜　　　　　　连须葱

取50克粳米，5片生姜，数根连须葱，适量米醋。把生姜捣烂与粳米同煮，粥将熟后加入连须葱、米醋，食后覆被取汗，对各种类型的颈椎病都适用。

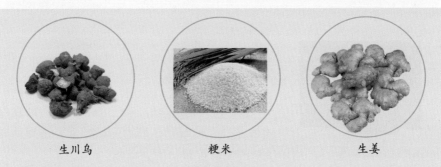

生川乌　　　　　粳米　　　　　　生姜

取2克生川乌，50克粳米。慢火熬熟，放入姜汁1茶匙，蜂蜜3大匙，搅拌均匀，空腹服下，具有散寒通痹的功效。

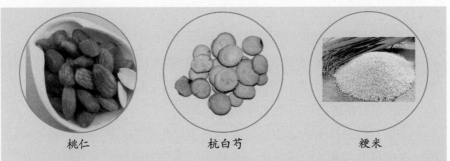

桃仁　　　　　　杭白芍　　　　　粳米

取15克桃仁，20克杭白芍，60克粳米。杭白芍水煎煮，捣烂，加水煎汁去渣，同桃仁、粳米一起煮熟，可治疗气滞血瘀型颈椎病。

药茶疗法——幽幽茶香除疼痛

药茶具有茶与药的双重作用，茶叶中含有丰富的茶多酚、咖啡碱、茶碱等成分，能改善微血管壁的渗透功能，可以强心利尿，改善心肾功能，有效增强毛细血管的抵抗能力。此外，茶中的茶多酚能减少老年骨质疏松症的发生，可以预防与治疗颈椎病。

▶ 注意事项

对颈椎病或者颈部不适的患者来说，饮用药茶是很好的辅助治疗手段。但在饮用药茶时，需要注意以下几点：

饮茶不能贪多　饮茶过多，人体摄入水量太多，心脏和肾脏的负担就会加重。另外，饭前和饭后也不宜大量饮用药茶，因为药茶量太大的话，会稀释胃液，影响胃的消化功能。

药茶不能太浓　浓茶会使人兴奋而导致失眠，这对高血压病人、频发心绞痛的冠心病患者、神经衰弱病人等，均会造成不利影响。此外，茶叶泡煮太久会析出过多鞣酸，鞣酸不但会影响食欲，而且会使老年人便秘加重。因此，饮用药茶，应坚持"清淡为好，适量为佳"的原则。

睡前不宜饮茶　浓茶中含有大量咖啡因、茶碱等，能兴奋心脏，使心跳加快，甚至失眠。茶叶中的咖啡碱，能兴奋中枢神经，加快心率，加重心脏负担。所以，睡前不宜饮用药茶，以免影响睡眠质量。

▶ 治疗颈椎病的药茶推荐

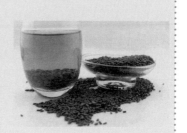

决明子茶

取决明子2～3克，加入少许红茶，加水煎煮，滤渣取汁代茶饮用。具有祛风、散寒、利湿的功效，尤其适用于神经根型颈椎病。

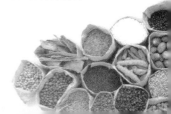

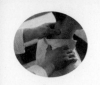
木瓜甘草茶

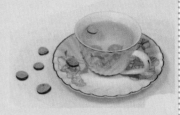

取木瓜15克、南五加12克、炙甘草6克，上药加水500毫升，煎煮15分钟后便可饮服。药汁饮尽后，再以沸水冲泡。代茶饮用，每日1剂。可以起到舒筋活络、和胃化湿的作用，尤其适宜因潮湿引起的骨关节疼痛、四肢痉挛、颈部不适等。

枸骨叶茶

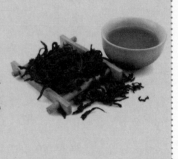

取等量的枸骨叶与茶叶，研为粗末，用滤泡袋分装，每袋5克。每日2次，每次1袋，以开水冲泡10分钟，温服即可。可以起到祛风活血、舒筋止痛的作用，尤其适宜风湿痹痛、跌打损伤引起的颈椎病或者颈部不适。

药膳疗法——美味与健康共享

颈椎病患者可以把药膳疗法作为颈椎病防治的重要方法。药膳是用食物和药物相配合，通过烹饪加工制成的食物。它把药物和食物结合，既把药物作为食物，又将食物作为药物，使其既具有营养价值，又可保健强身、防病治病。

▶ 药膳选择

食物和药物均有性、味、升降浮沉、归经，也称为药性和食性。因药性和食性的不同，作用也有差别。在食用药膳时应根据患者的病症、体质等，并结合所处的地理环境以及季节的不同，正确选药组方或选食配膳。

中年是人生由盛转衰的转折时期，此时脏腑器官功能，特别是肾精逐渐亏虚，甚至衰退，此时的药膳疗法应以调理气血为主。而老年人的脏腑功能已经衰退，气虚血少、肾精亏虚、气滞痰凝，药膳用药宜选补精填髓、补益气血的一类。

▶ 治疗颈椎病的药膳推荐

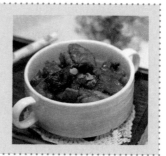

葱姜煲羊肉

取羊肉100克、大葱30克、生姜15克、大枣5枚、红醋30克，加入适量水，做成汤1碗，每晚食1次。具有益气、散寒、通络的功效，适用于各种类型的颈椎病。

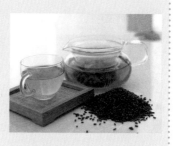

紫菜决明茶

取紫菜15克、决明子15克、适量的菊花，将三种药共同煎煮，可以经常饮服。尤其适用于有高血压和视力模糊的颈椎病患者。

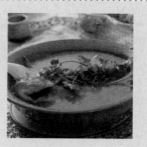

当归鳝鱼汤

取当归6克、伸筋草15克、适量的板栗、鳝鱼1条，然后把四者放在一起煮汤，可以饮汤食鱼。对于伴有四肢麻木、足软无力的颈椎病患者，效果较佳。

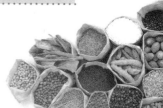

143

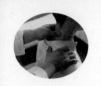

杜仲腰花

炙杜仲12克，猪腰子250克。猪腰子切成腰花，将炙杜仲加水熬成药液50毫升，和料酒、盐等调料一起拌入腰花。油爆腰花，加花椒、葱、姜、蒜等快速翻炒即成。主治颈椎病伴骨质增生、腰腿疼痛、头晕眼花等症。

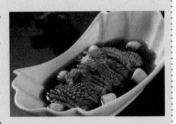

羌活防风鱼

羌活10克，防风10克，络石藤12克，西瓜翠衣30克，香菜6克，活鱼1条。羌活、防风、络石藤用纱布包好放入砂锅，加水500毫升，煎煮20分钟取药汁。鱼加葱、姜、蒜等隔水蒸熟，放入调料及药汁即可。具有活血通络、祛风止痛的效果，适用于遇寒疼痛加重的颈椎病患者。

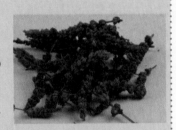

▶ 药膳中常用的活血止痛药物

辛散祛风，味苦燥湿，辛温，能祛风散寒、胜湿止痛，可通利关节、活血止痛，且作用上身部位，对肩背肢节疼痛疗效明显，多和防风、姜黄、当归等药同用。

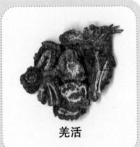

羌活

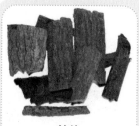

杜仲

治腰膝痛，益精气，壮筋骨。可用于慢性关节疾病、骨结核、痛经等疾病，还可除阴部痒湿，小便淋沥不尽。久服轻身延年。有降低血压的效果，能改善头晕、失眠等症状。

味辛而甘，性温，气味俱薄。能疏肝理气、补中益神，治疗目赤肿痛，通利五脏关脉，治五劳七伤、体虚盗汗，能安神定志、调节气脉。祛湿止痛，常配合羌活、防己等治疗风湿痹痛等症。

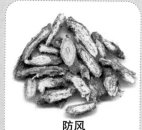

防风

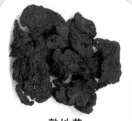

熟地黄

味甘，性微温，填骨髓，长肌肉，生精补血，补益五脏内伤虚损不足。通血脉，利耳目，黑须发，治疗子宫出血、月经不调。补血气，滋肾水，益真阴，去脐腹急痛。

发汗解表，温中止呕，温肺止咳，适用于外感风寒、头痛、痰饮、咳嗽以及胃寒引起的呕吐。姜煎水成汤饮之，可促进血行，散寒祛湿。

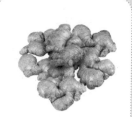

生姜

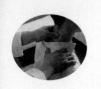

活血，暖腰膝，补中燥胃，可祛瘀生新，疏通经脉，治疗风瘫。用作补血药，治疗贫血引起的神经麻痹症、肢体及腰膝酸痛麻木等。对妇女月经不调、月经闭止等还能起到活血镇痛的作用。

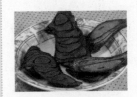

鸡血藤

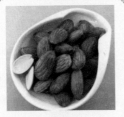

桃仁

性平味苦，有破血行瘀、滋阴滑肠的作用，可辅助治疗痛经、闭经、跌打损伤及大便干结。体内有瘀血者，常食桃仁还可起到散血的作用。

辛散苦燥，气香温通，祛风湿，止痹痛。对风寒湿邪所致之痹证都有效，尤其适合治疗腰膝、腿足关节疼痛等病症。常与当归、白术、牛膝等同用，治风寒湿邪所致的肌肉、腰背、手足疼痛。

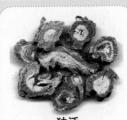

独活

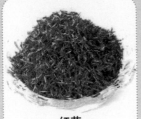

红花

有活血通经、散瘀止痛的功效，善通利经脉，为血中气药。能预防高血压、高血脂和心肌梗死，还有镇痛、镇静作用。红花油用来治疗跌打损伤、瘀血疼痛。孕妇禁用。

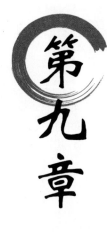

第九章 常见颈椎病治疗

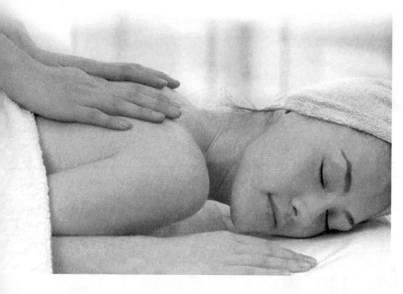

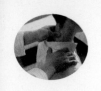

第一节　颈椎关节半脱位

颈椎关节半脱位属于屈曲性损伤，从颈椎的第2节段到胸椎的第1节段之间，都有可能发生，其中以颈4以下节段发生的损伤最为多见。本病主要是指上位颈椎的下关节突向前发生了滑动，致使原本与下位颈椎的上关节突之间的正常解剖关系遭到破坏，从而引发病症的出现。但在这种破坏中，上下关节突的关节面还有一部分仍然相接触，所以并没有完全脱位。

治疗方法

▶ 拇指按摩法

如果突然按摩颈部的话，可能会适得其反，在按摩前可以先用拳头轻轻地敲打头顶的穴位，如此将会使停滞的气血畅通，使头脑清醒不少。然后将双手的拇指按在颈部的左右两侧，以其他四指来固定头部，像是要抬高下颌似的，用拇指以仿佛要深入头内的方式按摩，效果最为显著。

▶ 扳肩法

扳肩法常与下面的手掌擦揉法配合应用。患者取坐位，按摩者立于其身体一侧，用双手握住患者患侧的手臂，使患者屈肘90°，然后向健侧用力扳动手臂，使移位的关节在正常活动范围内被动地达到最大限度的活动。

▶ 手掌擦揉法

手掌擦揉法具有疏通经络、通利气血、滑利关节等作用，在按上述按摩之后，可选择对肩背部进行擦揉，以调整和改善颈、肩、背部，减轻按摩后的不适。患者取坐位，按摩者站在患者前面，一手扶住患者肩膀，另一手绕过患者的头部用全掌附着于颈肩部，用小鱼际由上至下推动，使局部发热。

治疗方法图解

对颈椎关节半脱位的治疗原则是舒筋通络、解痉止痛，另外可以通过牵引、按摩等手法整复错位的椎骨，或矫正畸形，最终达到治疗的目的。

拇指按摩法

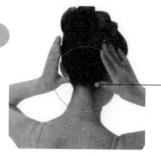

——向内施力进行按摩

扳肩法

一手放在患者的肘部

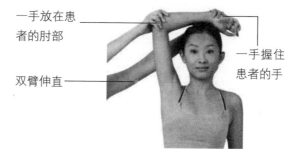

一手握住患者的手

双臂伸直——

手掌擦揉法

头部下低——
上下反复地来回推动

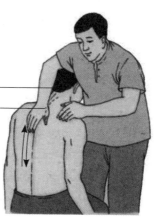

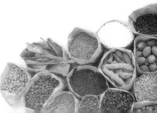

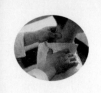

第二节　寰枢椎关节紊乱症

寰枢椎关节紊乱症的高发人群是儿童和青壮年体力劳动者，它主要是因为颈椎受到外力的作用使寰椎和枢椎构成的关节发生了细微的错位，从而导致疼痛或活动受限的状况出现。另外风寒湿邪的侵入也是诱发本病的原因之一。

治疗方法

▶ 点按风池穴

风池穴位于后颈部，后头骨下，两条大筋外缘陷窝中，与耳垂齐平，按摩该穴对颈项强痛有一定的调理功效。患者可取坐位或站立位，用左手扶住左侧头部，以保持头部的稳定，然后右手可握住一支笔，用笔的前端对准风池穴进行点压。笔端的着力点小，可以准确地对穴位点施力刺激。

▶ 颈部旋扳法

患者端坐，手臂自然下垂，按摩者站在患者一侧，左手放在患者的头顶，右手用掌心托住患者的下颌，然后使患者的颈部以颈椎为中轴，向患侧徐徐地做旋转摇动，当听到"咔嚓"的声音时，便是已经将错位的关节整复成功。此方法多用来整复错位的寰椎和枢椎关节，但非医师勿操作。

▶ 药敷法

在进行按摩的过程中，有时需要热敷，这样有利于疾病的治愈，但要注意防止烫伤皮肤。取羌活、独活、川桂枝、路路通、生川乌、川草乌、杜红花各15克，香樟木25克，用清水煎煮，然后将毛巾浸在热的药水里，取出绞干，折叠成方形，敷于颈部即可，每次热敷20～30分钟，7天为1个疗程。

治疗方法图解

对寰枢椎关节紊乱症的治疗以疏通经络、整复错位为主，在不同的治疗方法中，都要注意遵循稳、准、轻、巧的原则，避免给颈部造成新的伤害。

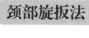

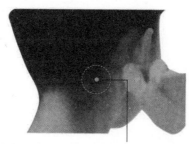

笔端的着力点小，可以准确地对穴位点施力刺激，但注意控制力度，以免伤到皮肤

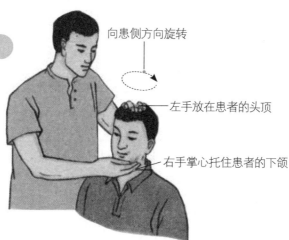

颈部旋扳法

向患侧方向旋转

左手放在患者的头顶

右手掌心托住患者的下颌

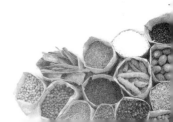

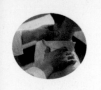

第三节 颈椎小关节紊乱症

当人体颈椎小关节活动超出了正常的承受范围，使小关节面之间产生了细小的移位，从而造成颈椎机能失常，并由此所引发的一系列病症，统称为颈椎小关节紊乱症，又被称为颈椎椎骨错缝、颈椎小关节半脱位、颈椎小关节错缝等，也就是中医上所说的"骨缝、筋出槽"。

治疗方法

▶ 拿捏肩井穴

肩井穴在脖子与肩膀连接处，也就是在左右两侧的肩头上，该穴对颈项不得回顾有特殊疗效。拿捏此处时，颈部及肩膀都会有刺痛感。拿捏时，患者取坐位，按摩者站在患者身后，分别用双手的拇指按住肩井穴，其余四指在前同拇指一起以对称的力道，用力提起该穴对应的肌肉、筋腱，以此达到舒筋通络、散结止痛的目的。

▶ 摇肩法

摇肩法必须在颈肩部各关节生理功能许可的范围内进行，不可用力过猛，具有润滑关节、松解粘连、解除痉挛、整复错位等作用。患者取坐位，按摩者立于其身后，用一手扶住患者肩部，另一手握住其手腕部或托住其肘部，然后做环转活动，以此带动颈关节的活动，整复错位的颈椎小关节。

▶ 药敷法

使用药敷能舒筋通络，调和气血，有效配合其他方法的治疗。取木瓜、苍术、威灵仙、乳香、没药、红花、独活、黄柏各15克，当归20克，加清水3000毫升进行煎煮，然后将药汁倒出，把毛巾浸在热的药水里，取出绞干，折叠成方形，敷于颈部患处，另外也可以用热水袋或者热的盐袋放在药巾上以延长药巾的热度。

治疗方法图解

针对颈椎小关节紊乱症，重在舒筋通络，调和气血，从而散结止痛，整复关节。此病症的患者要避免长时间维持同一个姿势，以减少颈部肌肉劳损。

拿捏肩井穴

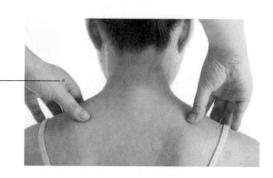

用双手的拇指按住肩井穴，其余四指在前同拇指一起施力

摇肩法

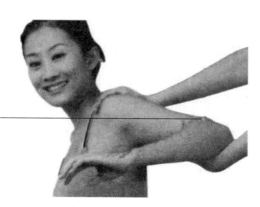

患者屈肘，按摩者托住其肘部

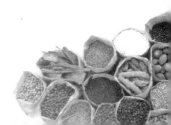

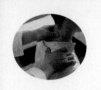

第四节　颈椎间盘突出症

　　人体从颈椎的第2节段下方一直到胸椎的第1节段上方一共有6个颈椎间盘。颈椎间盘是每相邻两个颈椎椎体之间的主要连接结构，它带有弹性，具有缓冲外力的作用。因为人体下部颈椎的活动较多，因此负担也相对较大，再者它与相对稳定的胸椎相连，很容易由于劳损发生退行性变，颈椎间盘突出症也就由此引发。本病多见于第5、6和第6、7颈椎间盘处。

治疗方法

▶ 颈肌按压法

　　对颈部侧面的肌肉进行按压，以松解其软组织。患者取坐位，按摩者站立在患者一侧，左手扶住患者的头顶，以轻微的力道使其固定不转动，右手拇指和其他四指分别放在颈部的两侧，以拇指从上往下按压。分成四点来按摩较好，其技巧在于施力轻微，慢慢地按压，右侧也同样以拇指按压。

▶ 颈肩肘压法

　　患者取坐位，挺直背脊坐正，头部微微偏向肘压的一侧，按摩者立于患者身后，抬起一只手臂将肘关节弯曲，置于颈椎尾端，用突出的尺骨鹰嘴着力按压。将身体的力量垂直施加于肘部，确定肘部不会滑动后，再慢慢地增加力量，直到有舒畅感时才停止施力。

▶ 足部按摩法

　　人体各器官和部位在足部都有相对应的反射区，按摩足部的颈椎反射区也可以缓解颈椎间盘突出症引发的疼痛症状。患者取坐位，屈膝，可用左手的拇指按压左脚的颈椎反射区，时间为3～5分钟，右脚以同样方法进行。

治疗方法图解

对颈肩部的软组织进行松解，提高颈部肌肉的柔韧性，以及对颈椎功能进行锻炼，提高颈椎的稳定性，是治疗颈椎间盘突出症的主要方法。

颈肌按压法

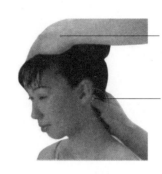

以轻微的力道使头部固定不转动

拇指从上往下慢慢地按压

颈肩肘压法

头部微微偏向肘压的一侧，以方便按摩者施力 颈椎反射区

将身体的力量垂直施加于肘部

抬起一只手臂将肘关节弯曲，置于患者颈椎尾端

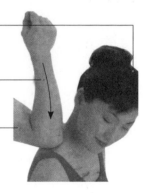

足部按摩法

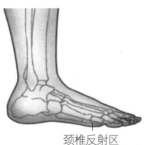

颈椎反射区

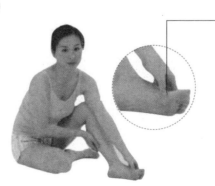

用拇指的指腹进行按压

155

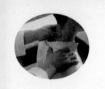

第五节　前斜角肌综合征

前斜角肌位于人体颈椎外侧的深部，它从颈椎第3～6横突的前结节一直到第1肋骨的内缘斜角肌结节。当前斜角肌受到致病因素作用时，锁骨上窝部的臂丛和锁骨下动脉的血管神经束会在经过第1肋骨上缘处时受到压迫，或者神经根从椎间孔发出后，经过颈椎横突前侧时受到压迫，由此引发的各种症状就统称为前斜角肌综合征。

治疗方法

▶ 指压天容穴

天容穴位于下颚骨的下方靠近胸锁乳突肌前缘，此穴位能有效治疗颈部两侧的酸痛及头痛。患者可取站立位或坐位，头部稍偏向右侧，接着抬起左手，将左手的中指和食指置于左侧的天容穴之上，然后轻轻向内按压，如果在按压的时候配合呼吸，则可提升疗效。

▶ 肌肉按摩法

前斜角肌综合征病发时大多会伴有胸锁乳突肌的僵硬，对其进行仔细按摩，会舒适不少。患者取坐位或站立位，左手握拳并伸直拇指，用拇指的指腹对准颈部左侧的胸锁乳突肌，以适当的力度向内按压，然后再进行画圈似的按摩，缓解肌肉的僵硬状态。右侧也以同样方法进行。

▶ 肩背肘按法

运用肘部进行按压可以深度刺激肌肉，有效带动颈部的活动。患者取坐位，身体上肢向前倾，以充分暴露背部，按摩者站在患者身体一侧，右臂屈肘，左手握住右手腕，用肘尖突出的尺骨鹰嘴施力，从上到下地按压肩背部，反复进行。

治疗方法图解

对前斜角肌综合征的治疗以舒筋活络、解痉止痛为主，患者平时要注意颈部的保暖，以免受凉，而且也要避免劳累。

指压天容穴

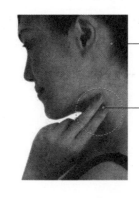

头部稍偏向右侧

左手的中指和食指置于天容穴之上

肌肉按摩法

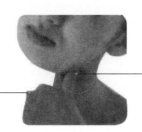

进行画圈似的按摩

左手握拳并伸直拇指

肩背肘按法

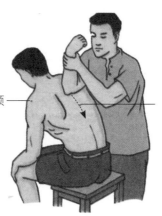

身体上肢向前倾

从上到下地按压肩背部

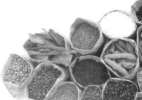

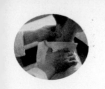

第六节　颈部软组织损伤

人体颈椎的活动范围较小，如果突然受到外伤、扭挫或者是使颈部过度弯曲时，就会使颈部肌肉在没有任何准备的情况下过度拉伸或强烈收缩，以至于造成颈部肌肉、韧带、筋膜等软组织损伤，严重者会出现软组织撕裂，这种症状就称为颈部软组织损伤。

治疗方法

▶ 颈肌按摩法

后颈肌位于颈骨两侧，在颈骨左右3～5厘米处，颈后侧的斜方肌很容易因疲劳而感到僵硬，这时候对其进行按摩可以舒缓肌肉劳损状况。患者取站立位或坐位，双臂抬起并屈肘，将双手拇指之外的四指指尖置于颈后肌上，以指尖稍微立起的方式作指压按摩，若能配合呼吸来进行，效果更显著。

▶ 牙签刺激法

因为颈部是极敏感纤细的地方，体力较差的儿童及老年人并不适合刺激太强的针灸治疗，这时候可以将如牙签般的东西集合起来以轻微的力道进行指压刺激。将20～30支牙签绑成一捆，患者取站立位或坐位，单臂抬起并屈肘，手拿牙签束，用牙签的尖端来刺激颈后根，此刻你会有一种被小鸟啄食的疼痛感。如果再将脖子微微向前倾，指压起来则会更舒服。

▶ 温热刺激法

温热刺激法是使人感到无比舒畅的治疗法之一，其特色在于它能使怕冷及酸痛的毛病从身体中自然消失。患者可取站立位或坐位，一手拿暖水袋，使手臂屈曲将暖水袋放在颈部及肩膀部温热，如果觉得很烫，就赶快移开以免烫伤，这样的动作反复几次。

治疗方法图解

通过穴位按摩、痛点按压、肌肉放松等方法可以有效地减轻颈部压力，缓解肌肉劳损状态，恢复颈部活力。

颈肌按摩法

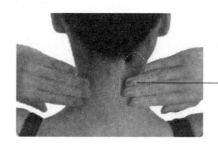

指尖稍微立起

牙签刺激法

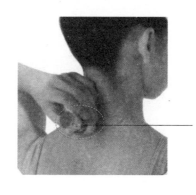

将20~30支牙签绑成一捆，用牙签的尖端进行刺激

温热刺激法

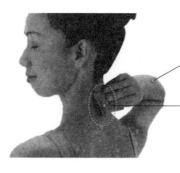

手臂屈曲

注意暖水袋的温度，以免烫伤皮肤

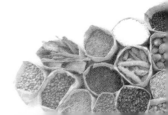

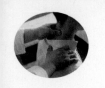

第七节　颈源性头痛

整脊学研究表明，头痛可以分为颈源性头痛和单纯性头痛。所谓颈源性头痛就是指由颈椎所引起的头痛。颈椎小关节错位压迫和刺激颈神经根所诱发的颈肌痉挛，椎体、椎间盘病变引起的神经根压迫，颈部肌肉持续收缩引起的缺血、供血不足等，这些颈椎问题都是导致头痛的诱因。

治疗方法

▶ 轻压天柱穴

天柱穴在项部大筋（斜方肌）外缘之后发际凹陷中，约后发际正中旁开1.3寸处，经常按摩此穴，对后头痛、颈项僵硬、肩背疼等有很好疗效。患者可取站立位或坐位，将双手的拇指按在颈部左右两侧的天柱穴上，以其他四指来固定头部，用拇指深入头内的方式向内进行轻压，以此可使血液流通顺畅。

▶ 按摩天窗穴

天窗穴在颈外侧部，由喉结平行向外，旁开3.5寸，胸锁乳突肌的后缘即是，按摩这个穴位，可治疗头痛、眩晕、惊悸、健忘等症状。患者可取站立位或坐位，然后抬起双臂，以中指按住天窗穴，用四指以画圆般的手法进行按摩，若只按压单侧，可施以较重的力道，但如果左右同时进行，则需用较轻的力道。

治疗方法图解

颈源性头痛的治疗不同于神经性头痛的是，可以通过对颈部穴位或肌肉的按摩，理筋整复，通经活络，达到止痛的目的。

轻压天柱穴

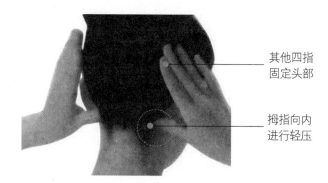

其他四指
固定头部

拇指向内
进行轻压

按摩天窗穴

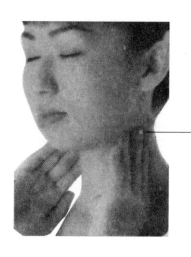

以中指按住天窗
穴，用四指以画圆
般的方法进行按摩

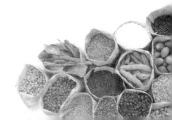

161

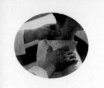

第八节　颈源性眩晕

如果颈椎出现病理性变化，如关节突长出骨刺、后伸性椎体半脱位导致上关节突向前移位、后侧型颈椎间盘突出或钩椎关节向侧方增生骨刺等，都会使颈椎软组织痉挛，刺激压迫椎动脉，进而导致供血不足，引发脑内微循环障碍。这些会导致头痛眩晕，也是颈源性眩晕的病因。

治疗方法

▶▶ 颈肌按摩法

按摩颈部可使血液正常循环，有效缓解眩晕。颈骨的左右两侧均有颈肌经过，指压时要特别针对僵硬的肌肉作重点指压。患者可取站立位或坐位，双手四指并拢做环抱脖子状，以指尖左右同时指压颈肌，并以每次下移2厘米的方式作指压。

▶▶ 指压外关穴

对于眩晕的治疗，在按摩颈肌之后可以再指压手部的外关穴，左右手的此穴位皆要仔细指压，症状才会消除。经常按摩此穴，对热病、感冒、高血压、偏头痛、失眠等有很好的调理作用。患者可取站立位或坐位，量出距手腕约两根手指的地方，立起拇指指尖，使之与肌肤成垂直方向按揉穴位，可消除眩晕感。

治疗方法图解

理经通络、调和气血、镇静止痛是治疗颈源性眩晕的主要原则，可以在使用穴位、肌肉按摩方法的同时配以中药治疗，双管齐下，效果更佳。

颈肌按摩法

沿着颈骨左右两侧颈肌经过的地方下移 ——

双手四指并拢做环抱脖子状 ——

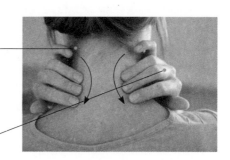

指压外关穴

量出距手腕约两根手指的地方 ——

拇指指尖垂直于肌肤 ——

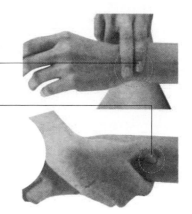

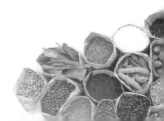

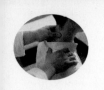

第九节　颈源性心律失常

颈源性心律失常作为交感神经型颈椎病综合征的一种，它的出现，是由于颈椎发生病变挤压到交感神经，累及椎动脉周围的交感神经丛，并向下蔓延影响到心脏交感支，致使内脏感觉产生反射，导致冠状动脉供血不足，从而诱发心律失常、心绞痛等症状出现。

治疗方法

▶ 刮痧疗法

在这里使用面刮法，即手持刮痧板向刮拭的方向倾斜30°～60°，以45°最为普遍，将刮痧板的1/2长边或全部长边接触皮肤，自上而下或从内到外均匀地向同一方向直线刮拭。刮痧的穴位有膻中、中府、内关和神门。患者在刮拭时可以采用仰卧位或站立位，以适度的力道自上而下地在每个穴位上刮拭50次。

▶ 滑擦法

滑擦法的接触面较广，比较轻柔缓和，具有宽胸理气、疏通经络等作用。患者取坐位，双臂自然下垂，上半身保持挺直姿势，按摩者站在患者身后，一手可以扶住患者的腰背部，起支撑作用，另一手绕到患者身前用全掌附着于其心胸部，左右来回滑擦，使局部发热，达到理筋通络、宽胸理气的效果。

治疗方法图解

颈源性心律失常治疗的原则是疏通经络、宽胸理气，在按摩时要注意力道，缓慢柔和，避免其他伤害的出现。

刮拭穴位

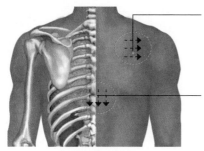

中府穴
胸前壁的外上方，云门穴下1寸，前正中线旁开6寸，横平第1肋间隙处

膻中穴
胸部，前正中线上，横平第4肋间隙，两乳头连线的中点

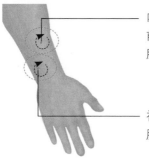

内关穴
前臂正中，腕横纹上2寸，在桡侧屈腕肌腱同掌长肌腱之间

神门穴
腕掌横纹尺侧端凹陷处

滑擦法

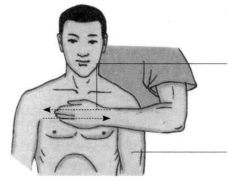

手掌左右来回滑动

双臂自然下垂，上半身保持挺直姿势

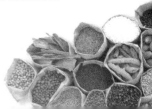

165

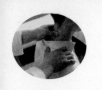

第十节　颈源性血压异常

颈源性血压异常的高发人群是中老年人，多是因为颈椎不稳定引起局部软组织痉挛松弛，使颈交感神经和椎动脉受到压迫或刺激，从而导致脑组织缺血和血管壁的舒缩中枢功能发生紊乱，由此便引发了中枢性血压异常。

治疗方法

▶ 颈部按摩法

颈部是一处自己不易按摩的部位，但是，患者只要利用毛巾或丝巾就能达到轻松按摩的效果。患者可使用站立位或坐位，将丝巾放在颈后，头向后倾，然后拉紧丝巾，以丝巾支撑头部，使颈部左右摇摆。如果头部顺势在丝巾上移动，就能利用颈部的重量来达到刺激颈部穴位的效果。

▶ 温热穴位法

自己在家里时可以利用吹风机进行温热刺激，在距离皮肤10厘米处对着穴位吹热风，并左右微微摇动吹风机来刺激穴位，这是任何人都能办得到的较佳刺激法。患者取站立位，单手执吹风机在颈肩部的斜上方，用吹风机温热颈部下方的穴位，然后左右轻微地摇动吹风机，不让热风固定地吹同一处，颈椎所感到的温暖会让筋骨完全伸展开来，缓解交感神经受压迫的状态。

治疗方法图解

颈源性血压异常是因为颈椎不稳定而引起的局部软组织痉挛或松弛，它会使颈交感神经和椎动脉受到压迫或刺激。此时对颈椎进行按摩或温热刺激有助于缓解病情。

颈部按摩法

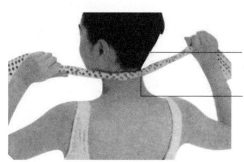

头向后倾

颈部紧贴在丝巾上，使颈部左右移动

温热穴位法

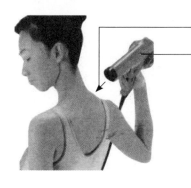

距离皮肤10厘米处对着穴位吹热风

左右微微摇动吹风机来刺激穴位

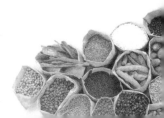

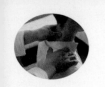

第十一节　耳鸣

当颈椎受到急、慢性损伤或退行性变时，会引起颈椎内外平衡失调，导致颈椎解剖位置的改变。这些变异会刺激、压迫椎动脉或颈部交感神经，致使椎-基底动脉系统供血不足，并影响到内耳血液循环，引起耳鸣，耳鸣的症状会随着颈椎损伤程度的不同而不同。

治疗方法

▶ 颈部扭转法

患者端坐，按摩者可站立在患者的身后，一只手握住患者的肩膀起固定作用，以免头部轻易转动而影响扭转的方向及施力，接着将另一只手的拇指放在患者耳后的凹窝处，指尖朝向脸部，四指拖住后颈，然后以掌心拖住颈部的方式慢慢使患者的颈部向健侧方向旋转，以此方法活动患侧的颈部肌肉，调节颈部交感神经。

▶ 按压下关穴

下关穴位于人体的头部侧面，耳前1横指，颧弓下陷处，经常按摩，能够有效治疗耳聋、耳鸣、脓耳等病。患者可站立或端坐，闭口，手掌握拳，食指和中指并拢，食指贴在耳垂旁边，以中指的指腹按压穴位处，有酸痛感；也可用双手食指指腹同时按压两侧穴位，每次1～3分钟。

治疗方法图解

由颈椎问题引起的耳鸣现象，在使用按摩疗法的同时，在饮食上应减少肥甘，多食含铁丰富或含锌丰富的食物，多吃豆制品。

颈部扭转法

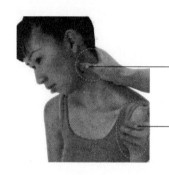

指尖朝向脸部，四指拖住后颈

握住肩膀起固定作用，以免头部轻易转动而影响扭转的方向及施力

按压下关穴

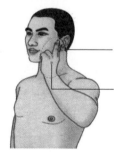

耳垂

单手握拳，以中指的指腹按压

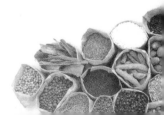

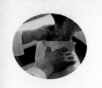
第十二节　三叉神经痛

　　从颈椎结构来看，椎动脉的最大分支——小脑下后动脉分支供应三叉神经脊髓束和三叉神经脊束核。当颈椎第4、5和第5、6节段受到损伤时，其水平的钩椎关节会出现侧生骨刺，或椎间盘突出、后伸性椎体半脱位，使颈周围软组织受到痉挛，压迫椎神经，导致交感神经丛供血受阻，最终引发三叉神经痛。

治疗方法

▶ 按揉颧髎穴

　　颧髎穴属于手太阳小肠经，长期按压此穴，对于三叉神经痛、颜面神经麻痹，以及口眼歪斜等疾病有调理功能。患者正坐，目视前方，口唇稍微张开，这样更易深入穴位。轻举双手，指尖朝上，掌心朝向面颊；用拇指的指尖垂直按压穴位，按压的时候，由下往上轻轻按揉，容易体会出穴位处的酸胀感；左右两侧，每次各按揉1~3分钟，或者两侧穴位同时按揉。

▶ 掌抹法

　　使用本法改善颈部周围痉挛的软组织，避免椎神经压迫形成三叉神经痛。患者俯卧，双手交叠放在头下方，按摩者站在患者身体一侧，用双手的掌心从上到下，从肩部向背部进行抹擦，力道由浅变深，慢慢渗透。从肩部下抹到背部为一次，反复进行，有利于肩背部肌群的放松。

治疗方法图解

三叉神经痛患者在治疗之外要注意气候变化，避免风吹和寒冷气候对颜面部的刺激，应用温水洗脸和刷牙，避免冷水刺激。在饮食上戒烟酒，少吃刺激食物。

按揉颧髎穴

由下往上轻轻按揉

目视前方，口唇稍微张开

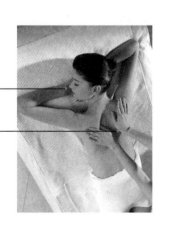

掌抹法

双手交叠放在头下方

从肩部向背部慢慢移动按揉

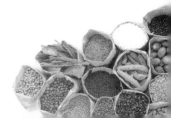

171

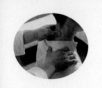

第十三节　神经衰弱

神经衰弱是一种常见的疾病，多见于中青年人。从颈椎病因来看，第1～3颈椎的错位可损伤颈上神经节，当患者在卧位时会牵扯受损的神经节，使之保持兴奋，从而使患者不能安眠，进而出现头晕、疲惫等症状。

治疗方法

▶ 指压合谷穴

在手背第1、2掌骨间，第2掌骨桡侧的中点处即是合谷穴，长期按压此穴，对失眠、神经衰弱、反射性头痛、耳鸣等症都有很好的调理保健功效。患者可采用坐姿或站姿，在找到正确穴位后，先用拇指或食指对穴位进行按摩，然后以拇指或食指的指尖对穴位进行指压刺激。

▶ 颈部按摩法

颈后侧的斜方肌很容易因疲劳而感到僵硬，进而影响到颈上神经节，这时候对其进行按摩可以舒缓肌肉劳损状况。患者站立，按摩者立于患者身后，一手扶住患者的前额起支撑固定作用，另一手环握住患者的颈部，以拇指与食指捏住颈肌，配合呼吸用均匀的力道来按摩，效果更显著。

▶ 颈椎牵引法

对颈椎进行牵引，能有效地促进颈部血液循环，缓解神经衰弱。首先患者仰躺，双足打开与肩同宽，上手臂紧贴身体两侧，双手微握拳并屈肘，使小臂垂直于大臂。然后在深呼吸的同时，并拢肩胛骨，挺胸抬头，使下颌贴到胸口为止，憋气维持这个动作10秒钟左右再慢慢放下。依此反复进行15次，牵引颈椎。

治疗方法图解

为了预防及治疗神经衰弱，应该保持良好的情绪，平时加强体育锻炼，注意睡眠，保持饮食均衡，多补充能固肾的食物。

指压合谷穴

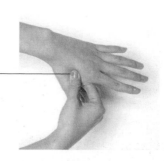

先用拇指或食指对穴位进行按摩，然后用拇指或食指的指尖对穴位进行指压刺激

颈部按摩法

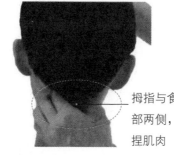

拇指与食指分别在颈部两侧，共同施力拿捏肌肉

颈椎牵引法

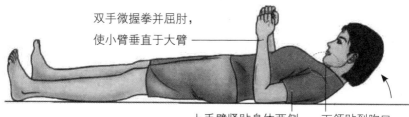

双手微握拳并屈肘，使小臂垂直于大臂

上手臂紧贴身体两侧　　下颌贴到胸口

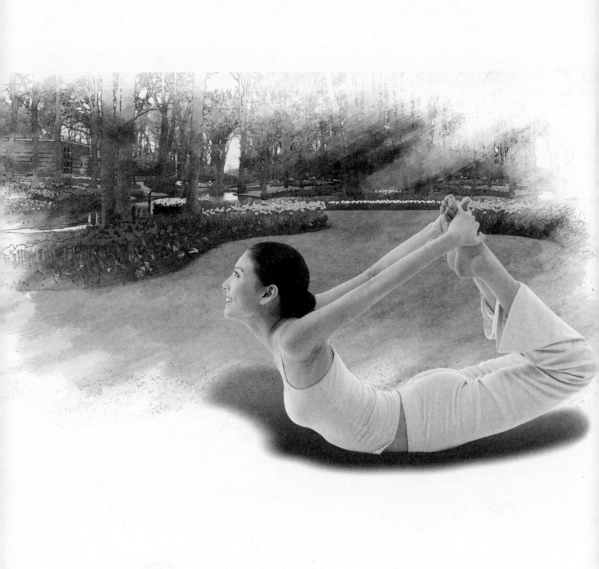